民国医家临证论丛

民国医家论妊娠病

上海市中医文献馆

总主编　贾　杨　毕丽娟

主　编　陈　晖　陈抒昊

副主编　毕丽娟　张　利　周海伦

上海科学技术出版社

内 容 提 要

本书以《中国近代中医药期刊汇编》为搜集整理对象,将期刊中与妊娠病相关的文章进行了系统梳理,并进行了适当筛选,筛选主要秉承学术性、时代性、对现代临床具有指导性的原则。全书选定具有代表性的文章 92 篇,并根据内容将此 92 篇文章分别归类于"总论篇""各论篇"。其中总论部分 7 篇,主要内容是对妊娠病的理、法、方、药的概述,各论部分 84 篇,包括小产、胎动不安 14 篇,妊娠恶阻 17 篇,妊娠子痫 6 篇,子肿 4 篇,子淋与转胞 6 篇,妊娠痢疾 4 篇,妊娠杂病 12 篇,妊娠与痨病辨 5 篇,妊娠用药谈 11 篇,妊娠验方 6 篇。本书对了解、学习民国时期中医妇科学术观点和学术经验具有较高参考价值。

本书可供中医妇科临床工作者、中医药院校师生及中医爱好者阅读参考。

图书在版编目（CIP）数据

民国医家论妊娠病 / 陈晖, 陈抒昊主编. -- 上海 :
上海科学技术出版社, 2024. 9. --（民国医家临证论丛 /
贾杨, 毕丽娟总主编）. -- ISBN 978-7-5478-6760-0

I . R271.4

中国国家版本馆CIP数据核字第2024W2E918号

民国医家论妊娠病

主编　陈　晖　陈抒昊

上海世纪出版（集团）有限公司　出版、发行
上海科学技术出版社
（上海市闵行区号景路 159 弄 A 座 9F - 10F）
邮政编码 201101　www.sstp.cn
常熟市华顺印刷有限公司印刷
开本 787×1092　1/16　印张 11.25
字数 150 千字
2024 年 9 月第 1 版　2024 年 9 月第 1 次印刷
ISBN 978 - 7 - 5478 - 6760 - 0/R · 3068
定价：68.00 元

本书如有缺页、错装或坏损等严重质量问题,请向印刷厂联系调换

编委会名单

总主编　贾　杨　毕丽娟

主　编　陈　晖　陈抒昊

副主编　毕丽娟　张　利　周海伦

编　委（按姓氏笔画排序）

　　　　毕丽娟　张　利　陈　晖　陈抒昊

　　　　周海伦　耿思维　龚　天

丛 书 前 言

近代中国,社会巨变,从传统走向现代的大转变过程中,新思潮不断涌现。中医受到前所未有的质疑和排斥,逐渐被推向"废止"的边缘,举步维艰。客观形势要求中医必须探索出一系列革新举措来救亡图存,创办期刊就是其中的重要方式之一。中医界以余伯陶、恽铁樵、张赞臣等名医为代表,先后创办中医期刊近 300 种,为振兴中医学术发挥了喉舌作用。这些期刊多由名医创刊并撰稿,刊名即反映创刊主旨,具有鲜明的旗帜性,在中医界具有广泛影响力;期刊同时也是学术平台,注重发展会员、发布信息,团结中医界共同致力于学术交流。

近代中医药期刊不仅承载了近代中医学科的学术思想、临床经验和医史文献资料,全面反映了中医行业的生存状态以及为谋求发展所做的种种探索和尝试,客观揭示了这一历史时期西方医学对中医学术界的冲击和影响,也从侧面折射出近代中国独特的社会、历史、文化变迁。近代中医期刊内容丰富、形式多样,涵盖医事新闻、行业态度、政府法规、医案验方、批评论说、医家介绍、医籍连载,乃至逸闻、小说、诗词,更有难得的照片资料,具有重要的研究价值。所涉研究领域广阔,包括中医学、文献学、历史学、社会学、教育学等诸多学科,是研究近代中医不可或缺的第一手资料。以近代中医期刊为主体,整理和挖掘其中有学术价值和现实意义的内容,无论在研究对象、选题还是内容上,都具有系统性和创新性。鉴于近代医药期刊作为学术界新兴的研究领域,尚处于起步阶段,亟待形成清晰的研究脉络和突出的研究重点,学术界当给予更多的关注和投入,以期产生更多有影响力的研究成果。

　　然而由于年代久远、社会动荡，时至今日，近代中医药期刊多已零散难觅，流传保存情况堪忧，大型图书馆鲜有收藏，即使幸存几种，也多成孤帙残卷，加之纸张酥脆老化，查阅极为不便。由上海中医药大学终身教授段逸山先生主编的《中国近代中医药期刊汇编》（后简称《汇编》），选编清末至1949年出版的重要中医药期刊47种影印出版，是对近代中医药期刊的抢救性保护，也是近年来中医药文献整理的大型文化工程。《汇编》将质量和价值较高的近代中医期刊，予以扫描整理并撰写提要，客观展示了近代中医界的真实面貌，是研究近代中医学术的重要文献，为中医文献和中医临床工作者全面了解、研究近代中医药期刊文献提供了重要资料和路径。

　　上海市中医文献馆多年来始终致力于海派中医研究和中医药医史文献研究，通过对《汇编》分类整理，从中挑选出具有较高学术价值的内容，加以注释评述，编撰成"民国医家临证论丛"系列丛书。2021年出版伤寒、针灸、月经病三种，2024年整理出版金匮、产后病、妊娠病、妇科医案、疟疾、本草、温病时疫、眼科，重点围绕理论创新、学术争鸣、经典阐述、临证经验、方药探究等主题展开研究，试图比较全面地反映近代中医药学术内涵和特色。

　　段教授认为，对民国期刊的整理研究工作要进一步深入下去，对这些珍贵的文献资料要深入研究，要让它们变成有生命的东西，可以为中医工作者所用，为现代中医药研究发展提供帮助。吾辈当延续近代中医先贤们锐意进取、勇于创新、博学求实、团结合作的精神与风貌，在传承精华和守正创新中行稳致远。希望本套丛书的出版，能为增进人民健康福祉，为建设健康中国做出一份贡献。

编　者

2024年6月

前　言

民国时期是中国历史上一个特殊时期，在整个中医药学的发展进程中起到了承上启下的作用。民国时期，随着西医传入中国，中医受到了很大影响，甚至面临被废止的境地。为了谋求中医发展，加强中医界各家的沟通联络、学习交流、普及相关医药知识，中医界进行了前所未有的探索，创办了大量中医药期刊，并且很多中医名家参与创办期刊，撰写稿件。中医药期刊在中医文献中是一种有别于以往的特殊载体形式，不仅具有重要的文献价值、史学价值，也具有非常重要的临床价值。

民国期刊具有其鲜明的时代性、学术性和权威性，内容涉及内、外、妇、儿、针灸、骨伤、推拿、药学等多个学科，为了解民国时期中医妇科的学术发展水平及学习民国医家治疗妇科的学术经验，本书搜集整理了《中国近代中医药期刊汇编》中所涉妊娠病的文章，筛选整理，汇编成册，分为总论、各论两篇。总论主要涉及对妇人妊娠病的生理、病理、辨证方法、常用方药等的概述；各论主要是对具体疾病的论述，包括小产、妊娠恶阻、子痫、子肿、子淋、转胞与妊娠杂病、验方等。

本书按文章刊登时间先后顺序进行编排，若同一作者分期刊登同一主题的文章则根据内容前后顺序进行排列。本书尽可能对相关作者简介进行注释，但很多作者生平简介无从查找则未做注释。同时，为了方便读者阅读，编者对文中不常用的术语进行适当解释，并结合编者体会，对每部分撰写按语。书中原文所载药名有别字者皆改为规范药名,如只壳(枳壳)、紫苑(紫菀)、兔丝子(菟丝子)、山查(山楂)、黄耆(黄芪)等。此外,部分外文单词无法准确翻译者,保留原文供读者参考。

编　者

2024 年 7 月

目　　录

总　　论

胎孕病候 …………………………………………… 玄悦子玄　3
胎产病之研究（节选）……………………………… 时逸人　8
妊娠新语 …………………………………………… 杨志一　32
妇人胎妊治疗 ……………………………………… 周禹锡　34
妇人胎妊治疗（续）………………………………… 周禹锡　35
妇人妊娠谭 ………………………………………… 汪理正　39
胎前症治大纲 ……………………………………… 张绍云　43

各　　论

小产、胎动不安 ………………………………………… 57
论半产之原因 ……………………………………… 史介生　57
胎妊论 ……………………………………………… 李春芝　58
孕妇诸病之原因甚则流产难产及预防并治法论 …… 杨燧熙　59
胎动下血治验 ……………………………………… 孙右卿　60
妊娠伤胎腹痛下血则一胎已堕与未堕治法则异试分别详言其理

　　　　 …………………………………………… 贾鸿儒　61

保孕须知 ···································· 张秉初　62

半产说 ····································· 赵瑶光　63

妇科医案 ··································· 黄子灵　64

胎动之诊断及治法 ······················· 张赞臣　65

小产验案 ··································· 缪倬云　66

胎漏之研究 ································· 沈愚如　66

滑胎 ······································· 胡世珍　68

妇人漏胎之我见 ··························· 何伯贤　68

妇人科最多见的几种病症（节选）··········· 徐伯元　69

妊娠恶阻 ································· 71

论恶阻 ····································· 王纯伯　71

治妊妇呕吐法 ······························ 邓源和　71

女科学笺疏卷下 ···························· 张山雷　72

恶阻论 ····································· 俞修源　74

妊娠呕吐之治疗 ···························· 天　德　75

恶阻之病理及疗法 ························· 刘云青译　77

恶阻 ······································· 芸　中　84

恶阻治法 ··································· 张植林　85

妊娠恶阻治法 ······························ 郑连山　85

妊娠呕吐病理 ······························ 顾昕白　86

妊娠恶阻呕吐与流涎治疗之商榷 ············· 金冤禽　87

妊娠恶阻谈 ································· 金少陵　88

孕妇恶阻验方 ······························ 单伯图　89

谈谈恶阻 ··································· 吴颂华　90

恶阻的新病理 ························· 新中医刊杂志社　91

妇人科最多见的几种病症（节选）··········· 徐伯元　92

恶阻热证治验 ······························ 张方舆　92

妊娠子痫 ·· 96

子痫 ··································· 章次公 96

论妊妇子痫病 ························· 王创业 99

子痫风 ······························· 张治河 100

妊娠时期子痫之预防 ·················· 沈仲理 101

子痫疯之病因及其疗法 ················ 钱子青 103

妇人科最多见的几种病症（节选）········ 徐伯元 104

子肿 ·· 106

钱氏产科验方（一）··················· 钱少楠 106

钱氏产科验方（二）··················· 钱少楠 107

妊娠肿胀 ····························· 施瑞麟 108

子肿之病因及疗法 ···················· 陈影鹤 108

子淋与转胞 ·· 111

女子转胞单方 ························· 俞鉴泉 111

妊娠转胞与子淋之区别 ················ 徐世长 111

钱氏产科验方 ························· 钱少楠 112

妇人转胞证治验 ······················ 张汝济 113

妇人转胞之研究 ······················ 樊须钦 114

记孕妇转胞之治验 ···················· 顾小田 115

妊娠痢疾 ·· 118

问妊娠血痢治法 ······················ 孙用庵 118

答妊娠血痢治法 ······················ 史介生 118

妊娠子痢治愈 ························· 周小农 119

谈谈胎前痢 ··························· 蒋右良 121

妊娠杂病 ··· 124

妊娠疫疹治验 ································· 毅炜彤 124

答刘焕章君问孕妇足疾治法 ············· 黄国材 125

胎前产后症治三则（节选） ··············· 于平施 126

因胎产害目论 ································· 喻万邦 126

孕妇寒中少阴厥症治验 ··················· 胡天宗 127

孕妇中风—脑充血—治验记 ············· 张少波 128

孕之辨治 ······································ 萧延平 129

妊妇瘀血证之研究 ·························· 萧俊逸 130

孕妇发斑 ······································ 魏雪芳 132

怀胎四月，头眩腰酸，心烦内热，小溲频数，白带淋漓，舌苔薄黄

　　而腻，脉象细滑而数试拟方案 ······· 管愈之 133

秦氏妇妊娠伤寒 ····························· 邹趾痕 134

妇人科最多见的几种病症（节选） ······· 徐伯元 135

妊娠与痨病辨 ··································· 137

妇人病痨似孕受孕似痨辨 ·················· 赵逸仙 137

妊娠劳损辨 ···································· 何志仁 138

孕妇痨伤咳血之辨别 ······················· 李翰芬 139

妇人妊娠与劳伤之辨别 ···················· 赵子琴 140

妇女怀孕与痨病之辨别法 ·················· 张大鹤 140

妊娠用药谈 ····································· 142

妊娠忌服半夏、附子之辟谬 ··············· 卢育和 142

胎前产后用药论 ····························· 戚如轩 143

胎前产后用药论 ····························· 陆体英 144

妇人妊娠用药谈 ····························· 曾庆华 145

妇人妊娠用药毋泥禁忌之我见 ············ 何伯贤 146

孕妇有病不忌犯胎药 ·············· 陈应期 147

安胎之研究——辟安胎偏信黄芩 ·············· 黄剑纯 150

孕妇服食保产无忧散之商榷 ·············· 杨华新 151

安胎用杜仲、续断之商榷 ·············· 唐思义 153

妊娠药忌之可商 ·············· 陈志仁 154

妊娠忌药论 ·············· 单培根 156

妊娠验方 ·············· 159

妇科简易汇方 ·············· 杨星垣 159

妊娠热迫胎动漏红方 ·············· 李健颐 161

急救方 ·············· 陈浩泉 161

妇女病验方辑要（七） ·············· 齐志学 163

妇女病验方辑要（八） ·············· 齐志学 164

治妇人胎动 ·············· 陈西侯 166

总　论

胎 孕 病 候

玄悦子玄[①]

病候曰：经水时下，或不绝，或胎动而水下，或欲坠者，胎失其处，而动经若膀胱也。至甚动经脉，则寒战发热而胎坠。

测法曰：病得之交接而压其胎。

治法曰：整胎之术主之，宜第一和剂之类。

第一和剂汤：附子、白术、黄芪、芍药各一钱，当归、干姜、川芎、茯苓各五分，桂枝一钱，甘草一分。

前十味，以水二合半，煮取一合半服。

病候曰：吐血衄血，或卒然胸痛者。

测法曰：病得之盛怒，而其气暴逆也。

治法曰：洞当饮主之，兼用童腾饮。吐血甚者，别与藕汁。

洞当饮：柴胡、黄芩、黄连、茯苓、半夏、生姜、青皮各五分，甘草一分，芍药一钱。

前九味，以水二合半，煎取一合半服。

童腾饮：川芎、黄芩、黄连各一钱，大黄五分。

前以麻沸汤一合渍之，须臾绞去滓顿服。

病候曰：孕妇左腿痛。

测法曰：有瘀血也，数产而后，或病于左，初则不病。

治法曰：产后疗之可也，折冲饮主之。

折冲饮：芍药、桃仁、桂枝各一钱，红花钱半，当归、川芎、牛膝各八分，

---

① 玄悦子玄：日本人，就职于贺川静产科，善能急救难产，活人无算，其晚年将平日经验搜集编成《产论》四卷、《附录》一卷面世。

丹皮、延胡各五分，甘草一分。

前十味，以水二合半，煎取一合半服。

病候曰：溲黑血。

测法曰：溲黑者肾伤也，溲血者内热也。凡诸血不由户者，不害于孕，甚则危。

治法曰：大补汤主之。

大补汤：黄芪、人参、白术、茯苓 当归、川芎、芍药、桂枝各五分，干地黄一钱，甘草一分。

前十味，以水二合半，煎取一合半服。

病候曰：脏燥悲伤者，或兼怒者，产后不眩冒则病狂。

治法曰：甘麦大枣汤主之。

甘麦大枣汤：甘草、麦子、大枣。

病候曰：苦心下逼者。

测法曰：世医率谓是胎也，余屡验非胎而惟血气上逼者甚多矣。如胎绝横骨而上，则往往难救。其得整胎而复者，十仅二三而已。

治法曰：第一和剂汤主之，兼和救痈术按之而止。

病候曰：妊娠下黄汁，或如赤豆汁。

测法曰：产门下之者胎死也。

治法曰：第一和剂汤主之。

病候曰：妊娠二三月下血块。

治法曰：当剖视之，恐是伤产也。已知伤产，当与折冲饮可也。但下血块者，乃知非是伤产也。

病候曰：妇人每孕，三四月必堕胎。

治法曰：胶艾四物汤主之。

胶艾四物汤：当归、生地各三钱，芍药二钱，川芎钱半，艾叶三分，阿胶三钱。

前六味，以水二合半，煎取一合半服。

病候曰：子痫。

测法曰：其人七情郁结过度，则内火煽盛，热熏大肠，怒掸愤起，上动委食之府，是为子痫。

治法曰：救痫术主之。

病候曰：过期不产者。

测法曰：经行不来者，久之而忽又受孕也。

病候曰：心下逼而呕吐者。

治法曰：虎翼饮，以伏龙肝汁煎服。

虎翼饮：半夏八钱，茯苓四钱，青皮一钱，生姜钱半。

前四味，以汁二合半，煮取一合半服。

病候曰：妊娠胎动，则足痛而痿。

测法曰：妊娠过食，若物压其胎，则动甚者痛痿。但动未至甚者，至八九月旋自止矣。

治法曰：整胎术主之。

病候曰：饮食停滞，或吐或下。

治法曰：吐则虎翼饮，泻则第三和剂汤主之。

第三和剂汤：白术、黄芪各一钱，干姜五分，芍药、桂枝、半夏各一钱，甘草一分，茯苓五分。

前以水二合半，煮取一合半，去滓温服。

病候曰：烦躁口渴，浮肿，有热而大便秘或麻痹者。

治法曰：龙翔汤主之。

龙翔汤：麻黄、大黄、苍术、生姜各一钱，石膏三钱半，甘草一分。

前六味，以水二合半，煮取一合半服。

病候曰：孕而遗精。

测法曰：得之子宫受寒冷也。

治法曰：牡蛎汤主之。

牡蛎汤：桂枝、泽泻、龙骨、牡蛎各三钱，甘草一分。

前五味，咬咀，以水二合半，煮取一合半服。

病候曰：转胞。

治法曰：玄英汤主之。

玄英汤：干地黄、茯苓、泽泻、桂枝各一钱，山萸、丹皮各三分，山药、车前各五分，牛膝、附子各八分。

前十味，以水二合半，煮取一合半服。

病候曰：大便下利。

治法曰：第四和剂汤主之，兼用青阳丸。

第四和剂汤：附子、白术、黄芪、芍药、桂枝各一钱，干姜、茯苓、半夏各五分，甘草一分。

前九味，以水二合半，煮取一合半服。

青阳丸：黄柏。熬二两、烧二两、生二两。

前糊丸，每服一钱七。一昼夜数服，以大便利黑，为度而止。

病候曰：鬼胎血块病。

测法曰：或在脐下之左，或章门边，形类娠六七月者，按之其物似有尖棱矣。

治法曰：折冲饮主之。

病候曰：渴病难治。
治法曰：专以天花粉与之，不与他食而愈。

病候曰：妊娠腹满。
测法曰：大便燥结也。
治法曰：朱明丸主之。
朱明丸：荞麦一两，大黄三两。
前为末糊丸，每服一钱。

病候曰：妊娠腹内觉如钟鸣。
测法曰：大便燥结而气逆也，世盖谓儿哭于腹中者，妄矣。夫见在胎者，其头与手足皆包白膜，安得作声？故其临生也，其腹内破而里浆外迸，乃亦有生。尚举体被覆者，而人爪其额下之膜，而发露其唇，然后儿得一啼。而举体之膜，自破裂而脱。故儿未尝哭于腹内也。

病候曰：右腿痛不可忍，而不能行步者。
测法曰：胎之处偏也。
治法曰：整胎之术主之，但痛者朱明丸主之。

病候曰：孕而颠仆者。
治法曰：整胎之术主之。

病候曰：小便涩滞者肿满。
测法曰：得之数浴下身，而浴后温已则寒也。
治法曰：玄英汤主之。

病候曰：孕而淋。

测法曰：以浴下身得之。

治法曰：作淋醴主之，兼与玄英丸。

作醴方：曲四合，白砂糖一合。

前以水八合，煮如饴状，一昼夜温服。

（《中医世界》1929 年 12 月）

胎产病之研究（节选）

时逸人[①]

[附录] 妊娠用药禁忌歌

按：此歌各家医书皆载之，文字药品，亦各有不同。兹依照《济阴纲目》所载之歌附录于下。歌中诸药，有当忌用者，以其妨害胎儿之营养；亦有不忌者，所谓以证候为重，有故无殒也。虽然歌中诸药，总以慎用为是。又牛膝、通草、苡米、半夏、丹皮等药，最易引用，皆与胎儿有碍，不可不知。

蚖斑水蛭及虻虫，乌头附子配天雄，野葛水银并巴豆。

牛膝苡米与蜈蚣，三棱代赭芫花射，大戟蛇蜕黄雌雄。

朴硝牙硝丹皮桂，槐花牵牛皂角同，半夏南星与通草。

瞿麦干姜桃仁通，硇砂干漆虾脚爪，地榆茅根切莫用。

胎之生长，儿之产出，胥赖妊娠气血，为之运行。苟气血一有失调，或因寒热之扰，或为虚实之偏，则其胎中荣养排泄诸机能，必生障碍。或为因胎而致妊妇病，或为妊妇自生之病，或为胎儿自生之病，原因各别，病状不同。

---

① 时逸人（1896—1966）：江苏无锡人。1928 年在上海创设江左国医讲习所，并受聘于上海中医专门学校、中国医学院等校，担任古今疫症教授。1929 年秋受聘于山西中医改进研究会，主编《山西医学杂志》。抗日战争爆发后，曾辗转武汉、重庆、昆明，后返回上海，于中国医学院、新中国医学院、上海中医专科学校等校任教，后又创办复兴中医专科学校，并主办《复兴中医杂志》。中华人民共和国成立前夕在南京办首都中医院，1949 年秋又办中医专修班，后转入江苏省中医学校任教。1955 年由卫生部聘至中国中医研究院，后任西苑医院内科主任。1961 年派赴宁夏回族自治区医院任中医科主任。著有《中国妇科病学》《中国急性传染病学》等多部著作。

兹分别论之。

一、因胎而致妊妇之胎前病

因胎儿之故,障碍母体血液之循环,阻滞消化排泄之作用者,通称为因胎而致妊妇之胎前病。盖以因胎儿之故,连接于母体之病也。其发现证疾之分别,阻于胃者为恶阻;阻于胞者为胞阻;阻于泌尿器,碍及排泄之作用者为转胞;阻于循环器,碍及神经之运行者为子痫;阻于呼吸器,碍及发音之动作者为子瘖。原因既不相同,证候各有分别,兹分述之。

(一)恶阻

妊妇受孕,发生呕吐,《金匮》谓之恶阻,后世多沿用其名称。盖以其有择食恶食,而又呕吐气逆之谓也。其原因有经血阻滞及湿痰停滞之不同,兹分别述之于下。

1. 经血阻滞之恶阻

[原因]受孕之后,月经停止,浊气不得随月经以排泄,上逆而致呕吐。

[病理]恶阻症成立之病理,在受孕后胎中排泄之毒废成分,从妊妇血液中外出(古称浊气不得随月经排泄所致,其意实同)。其人体质强壮,自无所苦;如体质稍形柔脆,便有恶心呕吐等证之发现。其时间亦不能拘定,有早至受孕后一十余日,便觉呕吐者;有迟至二三月后,方始发觉者。大抵发生愈早者,为其人胃气愈弱之证据。

[证候]受孕之后,早则二十余日,迟至二三月,妊妇自觉心中愦闷,嗢嗢液液,胸中若有逆气上冲。食则吐食,饮则吐水,口干舌燥,择食恶食,头目眩晕,精神疲倦,四肢懈怠。

[诊断]舌苔厚腻,脉弦或滑,足征内有停滞之现象。若体虚者,则舌形胖大者,苔色白嫩,脉多虚弱无力。

[治法]宜疏通血液之循环,辅助排泄之作用。或体虚者,则宜培补脾胃之法,佐以降逆之品。

[处方]全当归三钱,炒建曲三钱,炒白术二钱,炒白芍三钱,白苏子三钱,白茯苓三钱,广陈皮一钱,大麦冬三钱,炒枳壳八分,枇杷叶三钱(去毛

布包)。

上方水煎服,连服二剂(加减傅氏顺肝汤)。

[又方]台党参五钱,炒白术三钱,炒白芍三钱,全当归四钱,大熟地三钱,淡吴萸三分,青竹茹二钱,生代赭石三钱。

上方水煎服(加减归芍六君子汤)。

2. 胃火上冲之恶阻

[原因]平素内热甚重,胃火本旺。受孕之后,热壅于胃,致起呕吐。

[病理]受胎之后,血液壅于胎盘,以激子宫收缩,致反射于胃。胃火素旺之体质,必至胸膈扰乱,发生呕吐。胃气以下行为当,受孕之后,胎盘日渐扩大,阻碍下行之道路。故呕吐、便秘等证,孕妇皆易患之。况因胃热之刺激,所以发生本证矣。《内经》所谓诸逆冲上,皆属于火是也。

[证候]口干咽燥,目赤口糜,鼻衄,牙床肿痛,心中烦闷,胸膈扰乱,渴欲冷饮,饮即作吐,不能食,面赤,大便秘,小便赤。

[诊断]舌赤无苔,尖有朱点,脉多弦数,皆胃热上冲之象也。

[治法]宜用清胃泻火之法,佐以安胎之品。

[处方]炒川连钱半,全当归三钱,竹茹三钱,酒军一钱,生石膏三钱,炒白芍三钱,木通钱半,酒芩钱半,肥知母钱半,淡吴萸三分,竹叶三钱,大生地二钱。

上方水煎服(加减三黄石膏汤)。

3. 虚阳上越之恶阻

[原因]胎元初结,真阴凝聚,不得上承,而虚阳上越,故发本症。

[病理]恶阻症候之所以成,皆缘子宫内胎盘扩大,阻碍胃气下行之道路,有以致之,其虚阳上越。属副肾皮质,内分泌之变化。因与恶阻同时并发,故即混合命名云。

[症候]头晕心悸,面赤,耳鸣作响,五心烦热,精神委顿,口干不思饮,食少许即呕吐不止,夜不成寐。

[诊断]脉虚弱无力,或虚数,舌苔胖嫩,皆虚阳上越之象也。

[治法]宜用补肾潜阳佐以止呕之品。

［处方］生牡蛎三钱,生白芍三钱,大生地五钱,甘杞子三钱,川牛膝钱半,台党参三钱,生赭石三钱,花粉三钱,全当归三钱,琥珀五分,上沉香二分。

上方水煎服。

［加减法］不眠者加夜交藤三钱、熟枣仁三钱。

4.脾胃虚弱,痰食停滞之恶阻

［原因］妊妇脾胃虚弱,消化之力不足,痰饮宿食停滞,致生呕吐病证。

［病理］胃主纳谷,脾主运行。古代医家,以脾胃二字,包括整个消化器之功用。举凡运行消化之能力减退,吸收分配之功用不足,古说所谓脾胃虚弱者以此。因运行消化力减退,则饮食减少,胸脘饱闷,中气虚弱。因吸收分配力不足,则痰涎凝积,饮食停滞。再加以受孕三月间,血液停积子宫,反射于胃,呕吐骤起,遂成本症矣。

［证候］饮食减少,甚或不思饮食,恶闻食臭,或有吞酸嗳腐者,胸脘满闷,痰涎壅盛,呕吐不已。

［诊断］舌苔淡白而黏腻,脉软而滑,或沉而缓,此痰浊停滞,脾胃中气不宣之故。

［治法］拟用辛温健胃,化痰导浊法。

［处方］台党参三钱,白茯苓三钱,陈皮钱半,炒枳壳钱,炒白术钱半,炒建曲三钱,法半夏钱半,砂仁末钱,全当归三钱,炒白芍三钱,藿香钱半,生赭石三钱。

上方水煎服,连服二剂(加味香砂六君子汤)。

［说明］恶阻一症,有妊娠前半期及后半期之分。在四个月以前,谓之前半期;在五个月以后,谓之后半期。大抵前半期之恶阻,因胎中之排泄物,混入妊妇血液中所致。又有因胎元初结,血滞于中,及湿痰停滞者。其预后多良好。五月以后,自能渐愈。后半期之恶阻,有因体弱胃虚者,有因胎胞已坏者。其预后多不良。

(二) 胞阻

《金匮》以妊娠腹中痛,称为胞阻,后世亦相沿引用其名称。其原因大别有二,一为胎盘充血,多因内热血凝而起;一为胎盘充水,多因受寒气滞而生。兹分述如下。

1. 胎盘因热之胞阻

[原因] 胎盘充血,多因血热内壅而起。

[病理] 胎盘充血,其原因于血浆浓厚,血管变硬,血行阻滞,以致发生充血之现象。若研究其所以血浆浓厚、血管变硬之原理,不外血热内壅之故耳。妊妇平素体内热重,或居住火炕,饮食辛辣,服食温热补剂等,皆足促成血热内壅之素因。若胞衣充血太过,每致下血及半产者,是当及早治疗,以预防之。

[证候] 妊妇自觉子宫膨大,腹中胀痛,腹内有热胀之感,大便多秘,小便色黄,或有小便不利及呕吐等证。

[诊断] 脉多弦数而滑,舌多紫赤,苔或黄厚。

[治法] 拟用清热凉血活血法。

[处方] 炒川朴八分,条黄芩钱半,生白芍三钱,知母钱半,大腹皮三钱,炒枳壳钱半,木通钱半,黄柏钱半,竹茹、叶各三钱,全当归三钱,侧柏叶钱半,小生地三钱。

上方水煎服(加减清胞饮,治实热之胞阻)。

[又方] 大生地六钱,真阿胶四钱,全当归四钱,炒白芍四钱,炙草二钱,炒川芎二钱,蕲艾叶三钱,炒川朴一钱。

水煎加白酒一小杯,纳胶炸化,冲入连服二剂(加味《金匮》胶艾汤,治虚热之胞阻)。

2. 胎盘因寒之胞阻

[原因] 胎盘充水,多因受寒侵袭而起。

[病理] 妊妇子宫,所以感受寒邪之原因,不外平素下元虚冷,肾肠不充,以及房事过度,入水游泳等。子宫受寒则血管收缩,静脉血行停滞,血中水分漏渗于血管壁之外。历时恒久,碍及胎盘新陈代谢之排泄作用,故成本症。

[证候] 腹症同前,惟无热感,且有寒痛之现症。

[诊断] 脉形多弦滞,苔多白腻,或有饮水欲呕、小便不利等症候。

[治法]拟行气利水,佐以温暖子宫之法。

[处方]台乌药钱半,炒川朴钱半,白茯苓三钱,泽泻钱半,川楝子一钱,炒枳实钱半,蕲艾叶三钱,木通钱半,全当归钱半,川桂枝一钱。

上方水煎服(加减五苓散)。

[说明]按:本证完全因胎病累及于妊妇母体之症候。若妊妇母体自生之病,气滞肠炎等,则为妊妇腹痛,详妊妇自生之胎病条下。与此不同,所当分别论之。

(三)转胞

[说明]妊妇因子宫逐渐扩张之故,压迫膀胱,故在后半期中,多小便频数。惟子宫基底向后屈者,则子宫颈压迫膀胱颈,碍及排泄之作用,而致之小便困难。必须用手术以去停积,古称转胞。云为胞系了戾,盖即气虚,而致小便不利也。

[原因]气分虚弱,复因强忍小便之故。

[病理]本症之发生,除因子宫颈压迫膀胱颈,致小便困难须用手术外,《金匮》所称胞系了戾之转胞,用肾气丸即可疗治者,不外气分虚弱,肾脏排泄之功用稍差,膀胱停积尿分之壅塞耳。其或强忍小便及饥饱内伤等,皆为一时之诱因而已。

[症候]妊妇脐下急痛,小便不通,少腹膨胀欲裂,甚或腿脚肿,烦热不得卧。

[诊断]脉虚弱者宜补气,脉虚涩者宜滋肾。

[治法]气虚者,补气之中佐以利水;肾虚小便不利者,用肾气丸,此《金匮》古法也。

[处方]炙升麻五分,柴胡五分,右党参四钱,生黄芪三钱,陈皮钱半,白茯苓三钱,福泽泻钱半,全当归三钱,木通钱半。

上方水煎服,连服二剂(加减补中益气汤)。

[又方]大熟地,山萸肉,淮山药,泽泻,粉丹皮,安桂心,淡附片,白茯苓。

上方作丸,每服三钱,食前开水下(八味肾气丸)。

［附记］按：小便不通急证也，宜用手术通去停积，以资救急。再服上方，送下此丸亦可。如单服丸药，未免有缓不救急之弊。用者慎之！特说明于此。

（四）子痫

［原因］胎儿排泄之组织异常，入于母体血液中，不能溶解排泄而生。

［病理］子痫为妊妇最急之症，古名妊娠中风，西名妊妇惊厥。盖以此证，骤然发作，眩仆倒地，其状等于脑出血及惊厥也。其成病之原理，以胎儿排泄之组织异常，含有毒素，入于母体血液中，母体因溶解此种毒素，起神经反射的障碍，遂发生本症。此种含有毒素不易溶解之异常组织，所以产生之原因，大概因母体血热内壅，血浆浓厚之故。中医亦以心肝有热，热极生风而起，其立意盖相同也。

［证候］妊妇骤然颈项强直，四肢挛怎①，神识昏迷，牙关紧闭，两目昏黑，眩晕卒倒，停数分或数十分钟清醒后，一如平人，时发时止，或有于发时，咬伤唇舌者。

［诊断］脉息多停滞，或伏结，此属胎儿排泄物停滞在内之象；或有左脉弦数、右脉滑大者，此属血热痰涌之象；或以手撒口开，二便自遗，面赤，汗出者危，厥而不回者死。

［治法］宜清神定痉，佐以清热活血。

［处方］犀角钱半，大生地三钱，生白芍三钱，粉丹皮一钱，钩藤三钱，白茯苓三钱，广陈皮钱半，炒枳实钱半，川牛膝一钱，全当归三钱，大麦冬三钱，炒川朴八分。

上方水煎服（加味犀角地黄汤）。

［加减法］内热重，加炒山栀、酒芩各钱半；痉挛甚，加羚羊片八分、郁李仁钱半；痰多加竹沥五分、川贝三钱；不寐，加熟枣仁三钱；神不清，加牛黄五厘冲、石菖蒲三钱。

（五）子瘖

［说明］子瘖症即妊娠不语。《内经》云，人有重身，九月而瘖。此为何

---

① 疑为"四肢挛急"，形近而误。

也？胞之络脉绝也。胞络者，系于肾少阴之脉，系肾贯舌本，故不能言也。惟此理求与解剖学对勘，尚未能得确实之证明。或西医未遇此证，故不曾研究其理耳。《内经》云无治也，当十月复。慎轩氏云，曾治此证用大补肾气之药，未至产后，亦已全愈。盖恐此病治法，昔时尚未发明耳。

〔原因〕妊娠八九月，因胎盘扩大，肾气不足，以致音哑。

〔病理〕据古书所载，谓胞之络脉，系于肾，肾之脉，贯舌本。肾气不足，故言语之音不扬。求之于近世学理，尚有未能强解者。

〔证候〕妊妇饮食起居如常，惟声音渐渐低细，后竟虽言不能闻声，苔脉亦如常态，或有言语非常用力，而音仍不出者。

〔诊断〕脉搏多数虚涩而弱，宜用滋补之剂。与风寒郁遏，痰火内闭之音哑，须详细辨明，慎勿误治。

〔治法〕审其非因风寒及痰火，单属肾气虚弱者，宜用补肾之法。

〔处方〕甘杞子五钱，山萸肉三钱，菟丝子四钱，全当归五钱，大熟地五钱，条沙参五钱，白茯苓三钱，炒杜仲三钱，炒白芍四钱，陈皮钱半，炒建曲三钱。

上方水煎服（加味补肾煎）。

二、妊妇自生之胎前病

胎前病之种类甚多，因胎而致妊妇之胎前病，前章已分别述之。兹所述者，皆关于妊妇自生之疾病。其病发生之起点，不由于胎儿，而由于母体。但胎在母腹，与母体共安危，同休戚。既伤其母，必累其胎。故每有因母病而伤及胎儿，或有因胎而病益加重，权衡轻重，以分别缓急。治妇产科之医家，所应当注意，而审慎处理之者。兹分节述之。

〔附记〕按：洁古老人，论胎前用药，有三种禁忌。指汗下及利小便。各家妇科书中皆载之，所以表示慎重。然此三法，皆法疗上应用之工具。是否宜用，须视病情病状以为衡。医者无存成见，以己意而定取舍，则治疗上必有不能合拍之憾。故以病情病状为主，可用者亦当用之。但须格外慎重，斯无误矣。

又丹溪氏以黄芩、白术，为安胎圣药，后世医家多宗之。其实胎前调治方法,气实者宜清热养血,气滞者宜调,气虚者宜补,方为正当治法。初不必限定于黄芩、白术二药也。

(一) 气郁症

妇人性情执拗,气郁最多,受孕之后,腹内为胎所阻,气机更不舒畅。若其人湿盛者,则气湿阻中而为胸胁胀痛之证,古名子悬。若其人因热重者,则气郁热蒸,而为胸闷神烦之症,古名子烦。此项症候,发生之起点,多因妊妇气郁面生,非胎儿之为病也。

1. 气郁湿浊阻中之子悬

[原因] 气分不舒,湿浊阻中,腹壁坚逼,其诱因肝气暴动而发者居多。有胎渐上移之疑似,故名子悬。

[病理] 人当忧郁之时,则感觉运动诸能力,同时减退。血行迟滞,静脉偾涨,肺气不舒,时作太息,胸脘满闷。再加以湿浊之阻中,水饮停积,腹胀胁痛。即使未曾受孕之人,亦觉壅塞为害。况受孕之后,胎元子宫扩大,胸脘本受压迫。故古代医家疑为胎胞之上悬者。

[症候] 妊娠四五月后,自觉胎气上升,紧塞胸膈,脘腹痞满胀痛,呕吐气逆。或有咳嗽喘急,面部浮肿,头眩耳鸣,甚有因胸膈紧塞过甚,而胀闷欲死者。

[诊断] 脉搏多寸关弦滑而促,尺部沉绝,此为气郁湿阻之现象。亦有六脉弦盛,按之鼓指者,属湿热之内扰。脉见沉郁虚弱者,属气血之亏损。或有颜面青舌青者,静脉血行停滞多危。

[治法] 拟用疏郁利湿降逆法。

[处方] 全紫苏钱半,大腹皮三钱,全当归三钱,炒白芍三钱,炒枳实钱半,陈皮一钱,砂仁八分,制香附钱半,桑皮八分,生姜五分,葱心五分。

上方水煎服(加味紫苏饮)。

[加减法] 气阻甚者,加生赭石三钱。

[又方] 黄芩钱半(酒炒),桑皮钱半,炒山栀钱半,大腹皮三钱,陈皮一钱,炒枳壳八分,竹茹三钱,杷叶三钱(布包)。

上方水煎服(加味枳壳饮,治湿热之子悬)。

［又方］人参一钱，阿胶珠一钱，全当归三钱，炒白芍三钱，砂仁八分，枳壳五分，制香附一钱，云苓三钱，葱白一钱。

上方水煎服（加味参归汤治虚弱之子悬）。

［说明］按：《女科辑要笺正》云，子悬本非大盛之症，所以苏叶、葱白，皆能有效。济生紫苏饮，治子悬症之原理，大要在疏通气道，使循环恢复自然，无胀满紧塞之感耳。其病在妊妇，而不在胎儿。名为子悬者，古人理想推测之误也。

2. 气郁热蒸之子烦

［原因］平素气滞不舒，内热素盛，则气滞与热，郁结而致烦闷。

［病理］本病所以发生之原理有三。① 因胎元渐长，子宫扩充胸胁之部分，逐渐受其壅塞。② 因气滞不舒，血行循环，必受障碍，常有胸脘满闷，胁下作痛之感觉。③ 因热郁于内，致发生心中烦闷之现象，故名子烦。

［证候］气郁不舒，心中烦闷，吐涎沫，甚则胎动不安，胸中满闷，或有心惊胆怯烦躁不眠者。

［诊断］脉多弦数，或滑大，舌赤苔白腻或黄腻，皆属气郁夹内热兼痰之象也。

［治法］拟用清热舒气化痰法。

［处方］鲜竹叶三钱，橘络钱半，麦冬三钱，小生地三钱，全橘叶钱半，酒芩钱半，木通钱半，炒白芍三钱，全当归三钱，川楝子钱半，花粉二钱。

上方水煎服，连服二剂（加味竹叶汤）。

［加减法］痰多加浙贝、云苓各二钱；胸闷加川郁金、枳壳各八分；烦甚加炒山栀钱半，香豉一钱；不眠加知母钱半，熟枣仁三钱；心惊胆怯者加琥珀一钱，辰砂一分；气虚加条沙参三钱。

［又方］柏子仁三钱，白茯神三钱，琥珀一钱，全当归三钱，五味子八分，麦冬三钱，台党参五钱，炒白芍三钱，炒川连五分。

上方水煎服（柏子养心汤，治虚烦）。

（二）食滞症

［原因］因饮食不节，过食及多食所致。

［病理］受孕之后，胎元日长，子宫扩大，腹内既狭，气机既滞，肠胃消化之能力，每形衰弱。如饮食减少，大便困难等症，最易发现。然因胎儿需用多量组织材料之故，妊妇每多喜食异物，或偏嗜酸咸，一得所喜之物，任意多食。或因此而嗳腐吞酸，呕吐腹痛，皆食滞之为害也。病从口入，所当慎之。

［证候］胸脘饱闷，吞酸嗳腐，恶闻食臭，腹痛肠鸣，大便泻而不畅，或有呕吐痰涎等证。

［诊断］脉弦滑者宜消导；脉弦滞者宜疏利。舌赤苔黄宜清胃利肠；舌赤苔白且消导化浊。

［治法］拟用清胃消导法。

［处方］酒芩一钱，炒川连五分，酒军一钱，炒建曲三钱，鸡内金二钱，谷芽三钱，炒山楂钱半，白茯苓三钱，陈皮钱半，莱菔子一钱。

呕吐加生赭石、生姜、法半夏。

上方水煎服（三黄保和汤）。

［说明］本症完全因饮食停滞而起，治宜疏通胃肠之停滞。然本症既成，胃肠中必有发炎部分，西名胃炎肠炎者以此。仲景治呕吐、便泻等证，常用芩、连、大黄等清热消炎之品，法至良方至当也。至宋以后，多喜用木香、砂仁、川朴等温燥之品，仅可作防腐之用，必须与消炎剂配合，其效始确，其用始当。又本症完全属胃肠病，或有因腹痛而妄投安胎之品，因食积而过用攻下之法，反致增病，不可不慎。

（三）痰饮症

［原因］妇人素有痰饮，受孕之后，乃至增剧。

［病理］痰饮酿生之病理，不外吸液管中所吸收之津液，不能分配运行，停滞于内，以及呼吸器所吸入之灰尘，与气管中津液混合之故。中国古代医家，所谓肺为生痰之源，脾为贮痰之器者以此。壅于肺则为咳喘，壅于胃则为呕吐（其他变证虽多，但非常见之症，兹从略）。因受孕之后，子宫扩大，肺胃部分感受压迫，故喘咳、呕吐等证，发生为最易云。

［证候］胸脘胀闷，咳嗽气喘，呕吐恶心，头眩心悸，四肢懈惰，精神困

倦,痰涎壅甚,吐咯不尽。

[诊断]脉弦滑苔白腻者,宜疏化停饮;脉弦滞苔黄厚者,宜消导积痰。

[治法]拟用涤痰汤,以疏化停饮;茯苓煎,以消导积痰。

[处方]蒌皮三钱,苏子钱半,川贝钱半,法夏钱半,川郁金钱半,光杏仁三钱去皮尖,黄芩钱半,沉香五分,枇杷叶三钱(去毛包),生草五分,陈皮一钱,白茯苓三钱。

上方水煎服(加减涤痰汤)。

[又方]白茯苓三钱,炒枳壳八分,芒硝八分,法夏钱半,浙贝母二钱,酒军八分。

上方水煎服(加味茯苓煎)。

[说明]本证在通常妇科书中,谓之子喘、子嗽兼呕吐等证。古今验方用川贝、蒌皮、黄芩、香附等以治子喘,用百合、紫菀、川贝、前胡、桔梗、白芍、茯苓等以治子嗽。其用寒药与热药之标准,当以病情病状为衡,不必限定于黄芩、蒌皮等药。如确系有寒者,则温肺温胃诸药,亦当取用。至其呕吐证治,宜参考治恶阻方法。但此症因痰而生,化痰降浊之药,实不可少。其喘嗽、呕吐甚者,降泄之药,不必过于禁忌。所谓有病则病当之,但须适可而止,不能过剂耳。山雷氏云:荆人在光绪年间,两度发生子嗽子喘,寒水上溢,喘促极危。用真武合旋覆代赭,俱胎堕而后即安。如为病家处方,必须说明其理。

按:降泄重镇之品,未必即能堕胎。然气虚之人,服此而致堕胎者甚多。且有胎堕之后,妊妇随之气脱而亡者。苟不预先言明,则事后必致追咎,不可不慎。

(四) 水气症

[说明]考妇科诸书,有子肿、子气、子满、脆脚、皱脚等名称。以头面遍身浮肿为子肿,腿脚肿大为子气,大腹胀满为子满,两足肿而皮肤薄者为脆脚,两脚肿而皮厚者为皱脚。其实皆由子气为病,不必多分名目。且虽以子名,实由妊妇水气停积为病,故本编即以水气命名云。

[原因]水气素盛,停滞于皮下组织间;行于外则头而遍身肿;聚于内则

肚腹胀大；滞于下，则腿脚作肿；皆水气之为。

[病理]生理上自毛细管、内皮细胞，分泌液状成分，名淋巴液，渗润组织。设其分泌太多，淋巴管不能尽量吸收者，则停滞于组织内，而成肿症。此普通水肿病生成之原理也。妊妇水肿之成因，胎盘日长，子宫扩大，下部静脉必多郁血，水分停滞，自血管壁渗漏，乃成肿症。妊妇五个月之后，多有下肢浮肿者，即此之故。苟水分停滞过多，旁流四溢，则肿势日盛，致成因胎而肿之证矣。

[证候]第一期：面部微浮，目下有卧蚕形，小便清白略短。第二期：口渴不欲饮，少气，腹满微咳，颈脉动，头眩，背微恶寒，小便少，脚胫膝肿股中寒，甚则脚趾出黄水。第三期：气逆不安，胸满连及两胁，肚腹胀大，上气喘急，体肢困倦，饮食无味，小便艰涩，大便溏泄，子迫产门，坐卧不安，全体无处不肿，处处按之不起，甚或子死腹中。

[诊断]脉多弦滞，苔多白腻，此属水湿停积之故。

[治法]拟用分消利水，佐以健脾去湿之法。

[处方]白术三钱（土炒），白茯苓五钱，陈皮二钱，生姜皮一钱，制香附钱半，紫苏叶一钱，大腹皮三钱。肿甚加桑皮二钱。

上方水煎服（加味苓术汤，治第一期头面浮肿）。

[又方]防己钱半，茯苓皮三钱，陈皮一钱，大腹皮三钱，桑皮钱半，苏梗二钱，木瓜二钱，车前草钱半。

上方水煎服（加味防己茯苓汤，治第二期腿脚肿）。

[又方]天仙藤、木瓜、乌药、茵陈、车前草各三钱。

上方水煎汤，熏洗腿脚肿处（天仙藤散，治腿脚肿及单脚肿）。

[又方]木通钱半，苏叶钱半，桑皮钱半，槟榔一钱，枳壳一钱，条芩一钱，木香五分。

上方水煎服（木通汤，治第二期子满）。

[又方]陈皮钱半，条芩钱半，苏梗一钱，枳壳一钱，大腹皮钱半，砂仁五分，云苓二钱。

上方水煎服（束胎调气饮，治胎胞发育太大者）。

［附记］中医书籍，论肿胀病症，有寒热之辨别。其诊断之方法甚多，大概以身恶热、舌赤、脉数、心烦、口燥、咽干、喜饮者为热；身恶寒、舌淡、脉迟、心不烦、口不渴者为寒。妊妇水气症，诊断寒热之方法，亦当以此为准。教科书中，有谓本证专属脾肾阳气衰弱，而为寒证者；有谓专属血热湿热内壅，而为热证者。按：寒证、热证，当以病之证候上诊断之，方不致误。

（五）劳怯症

［原因］劳怯之体质，已患初期肺病，迨受孕后，病势增进。

［病理］或疑已染肺劳之人，必难受孕，则妊妇当无肺劳之症。然往往有已患第一期之肺劳，因其津液不足，内热偏盛反易受孕。既孕之后，病势必增，有既产即死者，有未及产而即死者，唐容川谓之抱儿劳，实难治之证也。

［症候］初起咳嗽、胸痛，咯出黏厚而稠有臭气之墨色球形痰（其中有含结核菌者）。体温微觉上升，运动时呼吸促迫，全身违和，羸瘦日甚，兼以贫血。二期，上期之证候，较前益甚，咳痰中，有夹血丝血块者，气喘胸痛较剧，其全身症状，骨蒸内热，颧红盗汗，少眠心悸，食量减少等，预后多不良。

［诊断］脉细数舌赤者，危期甚速。脉和缓苔色如常者，短期内尚无危险。不能食者死，全身大肉脱者死。

［治法］勉拟清肺止血化痰法。

［处方］川贝二钱，青蒿三钱，生山药五钱，白茯苓三钱，酒芩钱半，川郁金钱半，全当归三钱，炒白芍三钱，生草一钱，桔梗钱半，蒌皮钱半，炒建曲三钱。

上方水煎服（加味甘桔汤）热甚者，可加马铃、地骨等。

［又方］川贝一钱，钟乳石五分，白及一钱，白芍一钱，西洋参五分，制乳、没各五分，麝香一分，犀角五分，珍珠五分。

各研细末，每服一分，生山药一两煎汤送下。咯血者加阿胶一钱，烊化冲同服。

［附记］治肺劳之方法，注重在肺中结核菌侵蚀部分。周围成一结缔质壁垒，围绕结核病灶，则其病有逐渐向愈之可能。白及、钟乳、山药等，在直

接间接上皆有增加肺部结缔质之效力；洋参、白芍、珍珠以填补组织；犀角清热，射香通结，乳没行滞，川贝涤痰。合而用之，使结核病灶，有缩小之期望耳。因胎之故，乳没、射香，均须慎用。又苡米汤送服极佳，因苡米伤胎，故不敢用。

（六）失血症

[说明] 受孕之后，多偏啖酸咸，或喜食椒姜等物，致有血管破裂，成失血之证者。伤于肺则为鼻衄咳血，伤于胃则为吐血呕血，伤在肠及肛门则为粪前血及粪后血，伤在子宫膀胱则为小便下血及胎漏。本篇概以失血定名，以资概括云。

[原因] 有因内热之刺激，血管破裂而出血者；有因静脉血液之凝滞，成渗滤性而外出者。大概渗滤性之出血，其势轻，破裂性之出血，其势重。

[病理] 血管破裂而出血者，因体内温度增高，全身血压，亦因之而增高。其毛细血管及小静脉，因血压亢进之结果，往往破裂，而起小出血症。如破裂部位，在大血管者，则出血既多，且甚危急。渗滤性出血，乃由于局部静脉郁血，停积甚多，血管因而膨胀，全体血液循环，至郁血部不能通过，遂自管壁渗滤而漏出。又或该部有持久之栓塞或贫血，血管失却营养，而致薄弱，亦易成渗滤性之出血。或亦有血管破裂者，妇女受孕之后，体内温度增高，又或嗜食椒姜等物，此因热而致出血者。子宫胎盘，日见扩大，压迫邻近脏器，致成渗滤性之出血者。

[症候] 有鼻衄、咳血、呕血、吐血，或小便带血、胎漏下血，或粪前血粪后血之辨别等。大抵胎前下血最多之证有吐血及胎漏下血。

（1）吐血：心闷胸满，呕哕不宁，烦躁胁痛，血液随呕吐而外出。成有随咳嗽咯痰而出者，多因过食椒姜热物，血热自壅而起。

（2）胎漏下血：受孕五六月忽然下血，形似行经。其热者，有心烦、恶热、腹痛、便秘、口渴、咽干等证候；其虚者，有头目昏花，四肢倦怠，精神短少，腰酸气弱等证候。

[诊断] 属热者，舌赤，脉弦数有力；属虚者，脉搏虚涩无力；虚甚者，则舌形胖大。以腰酸、腹痛、胎动等证候，则有堕胎之虞。溺时便出血

者为小便下血,其血自下者为胎漏。间有受孕之后,仍按月行经者,但甚少耳。

[治法] 吐血症,宜清热凉血止吐,拟用黄连四物加赭石汤。胎漏证,热者,宜清热止血,用加减凉血固经汤;虚者宜补气摄血,加减归脾汤。其胎已动者用加味安胎饮。

[处方] 生赭石三钱,炒山栀炭钱半,全当归三钱,小生地三钱,生白芍三钱,炒川连八分,条芩炭钱半,大麦冬三钱,法半夏钱半,淡吴萸四分,地骨皮二钱,橘络钱半。

上方水煎服。连服二剂(加味芩连四物汤)。

[加减法] 气喘加苏子、蒌皮各钱半;痰多加竹沥四钱、浙贝钱半。

[又方] 炒山栀炭钱半,天花粉三钱,生白芍三钱,阿胶珠三钱,大生地三钱,侧柏炭二钱,条黄芩二钱,酒军二分,生龟板四钱,地骨皮二钱。

上方水煎服,连服二剂(加味凉血固经汤)。

[加减法] 下血过多者,加棕皮炭三钱、地榆炭三钱。

[又方] 大生、熟地各三钱,真人参钱半,土炒白术钱半,全当归三钱,真阿胶三钱(烊化冲入),熟枣仁三钱,酒炒白芍三钱,白茯神四钱,炙甘草钱,木香三分,酒炒黄芩钱半,蕲艾叶三钱。

上方水煎服(加减黑归脾汤)。

[加减法] 同第二方。

[又方] 当归身五分,炒白芍三钱,川杜仲三钱,桑寄生三钱,川续断钱半,真阿胶三钱(烊化冲入),大熟地五钱,台党参五钱,炙黄芪三钱,炒于术二钱,黑山栀一钱,蕲艾叶钱半。

上方水煎服(加味安胎饮),或加酒少许、粳米一百粒同煎。

[加减法] 气虚下陷者,加升麻、柴胡各三分;腹胀者,加川朴六分,大腹皮三钱;下血过多者,加棕皮炭三钱;内热者,加地榆炭、侧柏叶各三钱。

(七)淋带症

[说明] 淋病之范围有三:① 小便夹砂石者,谓之石淋。由矿物质,凝结于输尿管膀胱而起。须用手术除去为要。② 小便热痛,世俗通称为淋,

多由热结膀胱之故。宜用清热利水之药,即可治愈。③ 由淋病菌传染而起,急性者,膀胱尿道发炎肿痛,小便点滴作痛,是为淋病,古称子淋。病在阴道子宫者,则分泌多量黏液,或夹有蜕膜,是为白带,古名带下。兹分别论之。

1. 淋症(古名子淋)

[原因] 由不洁之性交,淋病菌传染而起。

[病理] 淋病菌侵袭于内,腐蚀尿道及阴道子宫等部之组织,破坏固有之生理机能,故排泄有脓样液,呈黄绿色,夹有黏膜上皮脱落细胞之液体。其经过良好、迅速治愈,上皮得以再生;其经过缓慢者,上皮脱落过多,不易恢复。尿道之瘢痕性狭窄,虽较少于男子,然在妊娠期之淋病,胎儿产出后,必侵袭邻近脏器,子宫卵巢输卵管等部,皆最易受其疾患。甚且有发腹膜炎者,实危险之重症也。

[证候] 新传染者,多属急性。由尿道及阴道,发炎肿痛,流出脓性分泌液。小便时疼痛较剧,带下赤白,少腹刺痛等证。如妊娠前已有淋病,在妊娠期中,仅带下及脓性分泌液增加,小便时,间或作痛而已。

[诊断] 脉弦数,舌赤苔厚腻者,此湿热壅遏之象,新传染之急性症,多有此征候。若慢性症,舌苔脉搏,多无甚变化。

[治法] 急性者,宜清热消炎,导浊行瘀,宜龙胆泻肝。慢性者,宜用加味萆薢地黄煎等方。

[处方] 龙胆草钱半,炒山栀钱半,酒条芩钱半,柴胡一钱,小生地三钱,车前草钱半,泽泻钱半,木通钱半,生草稍一钱,全当归三钱,竹叶三钱,生白芍三钱。

上方水煎服(龙胆泻肝汤)。

按:用本方治急性淋病,日本渡边熙氏,于《和汉处方学津梁》中,曾竭力推许,谓有奇效。妊娠急性淋病,真人活命饮方碍于妊娠,所不敢用者,宜用本方,较为妥当,免至冒险。普通妇科书中,其治子淋方法,概用八正散、冬葵子散等方。功专利水,而不注重消炎,皆缘认证不真,用药故不能合拍。伊等以小便微觉热痛,便谓之淋,所以专用利水之剂耳。

［又方］琥珀、黄柏、酒大黄、海金沙、木通、川牛膝、生草梢各一钱。

上方水煎服（加味琥珀治淋方）。

按：本方研成细末，鸡子消量加白蜜和丸，如梧桐子大，每服钱。食前空心淡盐汤下，治一切淋病，无论急性、慢性皆效，洵备用之良方也。

［又方］甘杞子三钱，川萆薢钱半，木通钱半，生草梢一钱，川黄柏钱半，台乌药钱半，生白芍三钱，大生地三钱，生龟板三钱，生牡蛎五钱，赤苓三钱，全当归三钱。

上方水煎服，连服二剂（加味萆薢地黄煎）。

按：本方治慢性淋及白带等证皆有效。

2. 白带（古名带下）

［原因］由子宫分泌稠黏之液体，夹有黏膜上皮脱落之细胞，淋漓而下。

［病理］白带由下部发炎，分泌多量之液体而生。子宫卵巢输卵管阴道等部，不必论其内膜外膜及实质，凡有发炎部分，皆可分泌黏液，而成其所谓白带也。其发炎肿痛甚者，血管破裂，则成赤带，或赤带、白带杂下。亦有侵袭邻近黏膜，酿成肿胀腐溃，成黄绿之带，与白带杂下者。其子宫等部，所以发炎之原因，中说疑为湿热下注，及房事过度，或久旷房事等项，皆有相当之关系。

［证候］阴内流出黏液，似水似脓，又似鼻涕，其色或白或黄或绿，其量或多或少，其质或稀或稠，常常自阴内流出，故外阴部，及两股间，有生湿疹而发痒，其黏液注于裤间，显有黄白色之斑，亦有阴道温度增高，子宫颈作痛，尿意频数者。

［诊断］少腹刺痛，脉弦滞者，宜疏利；少腹胀痛，脉弦数者，宜清热；带下多，体弱液枯者，宜滋阴固涩；舌赤宜清火，苔厚腻者，宜导浊。

［治法］因热者，宜用加减清胞饮；热甚者，龙胆泻肝汤亦可用；因寒者，宜用加减萆薢分清饮；阴分及气分虚弱者，宜用加减既济煎。又本症宜注重外部洗涤，用蛇床子散。

［处方］川黄柏钱半，条黄芩钱半，车前子三钱，生草稍五分，炒山栀钱半，地骨皮二钱，条沙参钱半，知母钱半，全当归三钱，炒白芍三钱，陈皮钱

半,白茯苓三钱。

上方水煎服(加减清胞饮)。

[加减法]少腹痛加川楝子一钱、乌药八分;腰痛加杜仲三钱、桑寄生三钱;小便不利加木通钱半、灯心五分;气虚甚者去沙参;加西洋参二钱;身热者加青蒿三钱、银花三钱。

[又方]川草薢钱半,石菖蒲钱半,生草稍一钱,乌药钱半,益智仁八分,白茯苓三钱,车前子三钱,炒黄柏钱半(盐水),全当归三钱,炒白芍三钱,银杏十粒(打烂同煎)。

上方水煎服(加味草薢分清饮)。

[又方]白茯苓三钱,煅龙骨三钱,煅牡蛎三钱,炒白芍四钱,生龟板四分,淮山药四钱(炒),全当归四钱,大生、熟地各五钱,炒于术钱半,真人参一钱,蕲艾叶钱半,阿胶珠三钱。

上方水煎加酒少许冲服(加味既济煎)。

[又方]蛇床子五钱,地骨皮三钱,川椒二钱。

各研末和匀布包,每用时加明矾一钱,水煎,温洗阴部。(加味蛇床子散功能消炎止痒,去湿收水。但不可入口,切记)

[附记]白带为妇女最普通之病症,古有十女九带之谚。王孟英氏,疑带下女子生而即有,津津常润,本非为病之说。其实不然。带下,乃由子宫黏膜等部,所分泌稠黏之液体,并夹有上皮脱落之细胞。与津津常润者,原有不同。清代医家叶氏香岩,治带,必用黄柏、知母、龟板等药,已得清热消炎之大旨。《竹林女科》,谓胎前有白带,必有难产之患,即产后亦有血晕之忧云云。其实胎儿在子宫内发育,外阴部及阴道,皆受压迫。常觉血液停滞而肿大,子宫颈及阴道,温度增高,分泌加盛,故常流稠黏之白带。此乃生理上自然之现象,不足为怪。《竹林》书中,不知此理,故作骇人之笔,读者勿为所惑。又血晕病见产后病篇,其发生之理由,亦不关于白带之有无也。

(八) 癥瘕症

[原因]因子宫基底及外膜,静脉血液,郁结凝滞而生。

[病理]妇人素有癥病,在卵巢子宫之外,故仍能行经受孕,即《内经》所

谓肠罩之类是也。惟受孕之后，颇受其累。一因养胎之血，为癥所阻滞，必致漏下；一因胎居之地位，为癥所妨碍，必难发育，因此而致小产者甚多。古代医家，对此证颇为注重。岐伯有治妇人重身积聚之论，仲景有妊娠癥痼为害之治，诚以妊妇有癥，辨识既难，治疗不易。所以后世医书，于此多畏难而不讲也。

［证候］少腹作痛（亦有连及脐上者），或左或右，或两个皆痛。有硬块状，有跳动应手，或大或小。一经受孕之后，则鞭痛较甚，不喜手按，或有小便不畅、大便秘结等证。

［诊断］脉多弦滞，舌多厚腻，证属湿凝血滞之征象。

［治法］拟用行气活血、疏通凝滞之法。

［附记］按癥瘕本非易治之证，在妊妇尤为难治。盖活血疏利之药，皆与胎有碍也。《内经》载有故无殒之训，因其凝滞为害，消导之药，实不可少。但以妊娠之故，消导行血之剂，总与胎有碍，不可不慎。或在未妊之先，或在既产之后，再行调治其症，恐无顾虑，较为易治。

［处方］桂枝一钱，白茯苓一钱，丹皮一钱，桃仁一钱，赤、白芍各一钱。

上药各研细末，和均蜜丸如小豆大。每服一钱，食前空心开水下（《金匮》桂枝茯苓丸方，治血滞证）。

［又方］木香、丁香、茴香、川楝子、橘核、青皮、陈皮、茯苓、三棱、吴萸、山楂核、荔核各一钱。

上药各研细末，炼蜜为丸，如小豆大。每服一钱，食前开水下（加味橘核丸，治寒湿凝滞之肠罩）。

［又方］巴霜五分，三棱一钱，莪术一钱，青皮钱半，陈皮钱半，炒川连三钱，法半夏三钱，木香二钱，赤苓三钱，丁香一钱。

上药各研细末，和匀炼蜜为丸，如小豆大。每服二分至三分，食前空心下。用此药仅可服一二次，不可多服。

当归、党参、白芍、生地、花粉、白茯苓、炒建曲各三钱。煎汤送下（化滞丸）。

三、胎儿自生之胎前病

其病发生之起点，不由于母体，而由于胎儿。虽病生于胎，因胎在母腹，妊妇亦感痛苦。兹分述如下。

（一）胎水过多症

[原因] 胎水分泌过多，而致停滞为害。

[病理] 胎胞内之水分，中医名为胞水，西医名为羊水。其重量约一磅至二磅之谱。过多过少，皆能成病。如胞水过少者，能使胎体难以发育，每致小产或兼畸形等之变态；胞水过多，其害有二：妨碍胎儿之发育一也。使妊妇子宫及腹部，过于胀大，令其组织更变，往往于产时，有多出血之危险。二也。间有因胞水过多，使胎之位置不正者，但甚少耳。

[症候] 受孕三四月后，腹部特别胀大，小便少，食入则胃部不舒，间有头晕、上气、喘急者（中国俗称玻璃胎）。

[诊断] 脉多弦滞，苔多白腻，此水湿停滞之象也。

[治法] 拟用行水利湿导浊法。

[处方] 防己一钱，白术二钱，白茯苓三钱，泽泻钱半，全当归三钱，陈皮钱半，炒枳壳一钱，生姜钱半（连皮），大腹皮三钱，桑皮三钱，建曲三钱（炒），槟榔一钱。

上方水煎服（加味苓术汤）。

[附记] 又有胞水早破之症，古人谓受孕六七月，暴下水斗余，或黄稠而黏，或如豆汁，其胎必堕。又谓非时浆下，属气血皆虚之故。据现代产科家之研究，谓孕时羊膜虽破，其胎有为绒毛膜所保全者。慎轩氏云：曾见一妇人，怀孕六月。因劳动之故，胞水大下。投以大补气血之剂，如加味安胎饮之方法，即无恙。后至足月产下，甚强健。再由是可知羊膜因羊水过多而早破，但须调治得宜，其胎亦有能保全者。

（二）鬼胎

[原因] 中医古说。谓由妊妇妄想妄见，致精神上起异物样之感触，故成鬼胎。西医学说，谓由胎中组织物异于平常所致。

［病理］胎体异常之病理。一因羊膜粘连成片，而使胎变为险恶之畸形。一因胎体皮下之结缔组织，均发育过多，变成畸形，而为早产，多致死亡；一因绒毛膜之绒毛过长，变为泡囊，而胎亦同时沦亡。及至绒毛泡囊产出时状似葡萄，西名葡萄状鬼胎，盖即此也。

［症候］妊妇先发不眠症，或心有所思，或目睹异物。其经水分泌停止，腹中胀大，择食恶食，呕吐等证候，等于受孕。惟面青黄不泽，精神上有异物样之感触，此不同也。

［诊断］脉搏与舌苔，均与通常妊妇不同。此则脉多乍大乍小，或弦硬有力，无和缓悠扬之态。舌色或青或赤或无苔。

［治法］宜用手术除去为安。古医虽有下鬼胎之方法，恐不足恃。

（三）死胎

［原因］子死腹中，原因甚多。有因精卵之构造不甚健全，致未能长成，即死于胞中；有因妊妇患病而致胎死者；有因跌仆而致胎死者；有因产难而致胎死者。

［病理］胎儿之营养，资生于母体之血液。苟妊妇患重笃之病症，则血液中必含有病之毒素，传达于内，胎儿因以致死。古称热病伤胎是也。有因跌仆，震伤胎盘脐带，必致小产。胎儿已伤，产下即死，或有未产出即死者。产难者，羊水漏尽，胞内干涸，胎难转动，尤为子死腹中之最多数。间有因精子、卵子之不健全，致成死胎者，但不多见耳。

［症候］急性者，寒战高热谵语，胎动停止，少腹硬坠。或有冷感，或有热感。呕吐不能食，口中有秽气。如是者数日至数十日，如未用正当疗法，妊妇多死（腐化）。慢性者，胎动停止，少腹渐感不快。或发闷痛，牵引季胁，腰痛作重，深呼吸时，则少腹似有痛感。形寒萎缩，精神困倦，间有面部、舌部、爪甲部因血液之凝滞，呈青色者（枯化）。

［诊断］脉搏或弦数有力，或迟滞有力，失却和缓悠扬之态。皆为妊妇所不宜见之征象。舌有黑有红，或现青暗色，无苔者多。以脉搏有和缓悠扬之态，舌有薄白苔，能饮食者，尚有生存之希望。反是者多致妊妇随胎儿死亡。

［治法］拟用手术除去死胎，内服活血行滞之剂。

［处方］当归尾三钱，桃仁三钱，川红花八分，台乌一钱，炒川朴一钱，炒枳实钱半，砂仁八分，木香八分，赤茯苓三钱，飞滑石二钱，炮姜炭五分，炙草五分。

上方水煎服（加味生化汤）。

［又方］炒苍术钱半，陈皮钱半，朴硝钱半（冲），炒川朴钱半，生草五分。

上方水煎服（加味平胃散）。

［附记］平胃散加朴硝，古代医家视为下死胎之专方。其实平胃之效用，在健胃与消导。加朴硝，有通泄大便之力。便疑其能下死胎，恐未必然。须辅以西医下死胎手术等方法为妥。

四、小产病

妊妇受孕之后，气血充足，经脉循环自然，依时生长，十月产出，此造化自然之功用也。苟未及期，先现腹痛出血等证，便为小产。因子宫收缩，牵引与胎盘所连络之血管神经，故作痛；因胎盘与子宫接连之血管破裂，故下血。此为胎将下堕之征候也。

中西医家，为小产所立之名目甚多。大概通常未满四月产下者，谓之流产；未满六月者，谓之早产；七月以后间有能活，但不如足十个月产生之强健充足也。

又小产之危险有二：① 胎儿未曾长成，即行堕下，妊妇体中流血必多，损伤甚大。② 堕胎后已成习惯，每致下次受孕，届期仍然堕胎者。

尝考小产之原因，有属于母体者，有属于胎儿者。兹分节述之。

（一）属母之小产

胎之生存，惟赖其母。如母体虚弱，或母体有病，皆有小产之虑。兹分别述之。

1. 母虚之小产

［原因］凡母体气血不充，脾肾虚弱，皆有小产之虞。

［病理］气虚者，则气分衰弱，心脏无鼓动之力，宗气有下陷之势；血虚者，血液虚涸，发生重笃性之全身贫血症。母体气血皆虚，自顾不暇，焉能生育其胎？必致发生小产。脾虚者，大便稀泻，消化不良；肾虚者，肾上腺内分

泌之变性,因此而致胎堕者亦甚易。

[症候]气虚证,面白,少气不足以息,心跳,头晕。血虚证,心悸怔忡,烦躁少眠。脾虚者,吐泻腹痛,大便清白。肾虚者,腰痛足冷,颧红骨蒸等证(按:此属身体虚弱症候,其堕胎之症候见下)。

[诊断]脉虚苔白舌胖大者,属气虚脾虚;脉小或细数舌赤,属血虚肾虚。

[治法]拟用补气养血安胎之法。

[处方]见妊妇自生之胎前病,第(六)下失血证处方之安胎饮。

2. 母病之小产

[原因及病理]凡母体有病,病之轻者,尚无碍胎之虞;病之重者,每有小产之患。凡外感时令病传染病,及内伤气郁、食滞、痰饮、水湿、劳怯、失血、癥瘕、淋带等,其病势沉重。及体内维持生活之能力不充者,皆有堕胎之危险。又凡跌仆打击等伤,其伤胎致堕,尤为最易。

[症候]两腰酸痛,少腹拘急。或腹痛如坠,或漏血不止,时欲小便,不思饮食。稍行动即心跳汗出,倦怠思卧等症。

[诊断]脉搏和缓滑利,虽下血亦无堕胎之虞;若一见沉细、微弱、虚涩等脉,气血虚弱太甚,必致堕胎。手足温者生,厥逆者死。

[治法]病势进行猛烈者,宜先治病,随其病之症候而治之。胎堕之势紧急者,宜先安其胎,用安胎饮。① 胎动与母病之相反,治病宜去胎者。② 胎动小产与母病相合,安胎即所以治病者。③ 母中毒折伤将死,胎已有八月者,可以破腹取胎,此单救胎儿之法也。

[处方]安胎饮,见妊妇自生之胎前病,第(六)下失血证候处方。

[加减法]因热者,去黄芪、白术、艾叶,加酒芩、山栀、石斛、知母;因寒者,加炮姜炭、补骨脂;因痰者,加陈皮、浙贝、白茯苓。

[附记]母体因虚之小产,当以补虚为主。因病之小产,当以去病为先。此项疗法,为一般人之所共知。但以其胎已动,小产之患难免。在腹痛、腰痛下血,其势紧张之时,安胎方法,必须急用,不可延误。

3. 暗产

[说明]六月以前之小产,四月以前之流产,皆有形象可征。若在一二

月之间，随结随堕者，谓之暗产，以无形象之可征也。

暗产之成因，胚胎初结，发育未完，或因房劳之太过，或因郁怒之不舒，皆足致堕。既堕之后，下次受孕，亦有仍如期而堕者。不孕之妇女，暗产居多。

预防方法，性交之后，最宜静养，勿郁怒，勿运动，勿洗子宫。在一月之后，尤当戒绝性交。庶无暗产之患矣。

（二）属胎之小产

［说明］小产之病，有属于胎者。若父之精子不足，母之卵珠不健，胎虽结合，终必难成。是以未届产期，即行堕落，此属精卵之成分不足，乃因虚而致小产也。又有因病而致小产者，如胎水过多，压迫为害，或染有梅毒，以致伤胎等类。在现代医学研究之经验，胎水过多证，可以用健脾利水之法，有效与否，尚难确定。先天梅毒，在妊娠期内，尚无妥当之治疗。若因精卵成分不足之小产，现在尚无治法也。

（《医学杂志》1934 年 8 月）

妊 娠 新 语

杨志一[①]

（一）妊娠之诊断

妇人初孕，惟一现象，厥为经闭与呕吐，但有因病而致经闭者，有因胃弱

[①] 杨志一（1905—1966）：名佩贤，江西吉安人。1922 年进入上海中医专门学校学习，为经方大家曹颖甫得意门生，毕业后不久即在上海开设杨志一中医诊所，同时和同学张赞臣、朱振声组织医界春秋社，任编辑部主任，出版我国早期的中医药刊物——《医界春秋》，历时达 11 年之久。该刊除介绍中医药外，还大声疾呼要发展中医药，宣传中医药的科学性，反击对中医的攻击、歧视，为争取中医药的社会地位和教育权利而努力奋斗。当时中医界的贤士名人，如张锡纯、曹颖甫、恽铁樵，以及章太炎等纷纷来稿，《医界春秋》因而被誉为中医界的"中流砥柱"。1930 年他与朱振声等医界名流，创办《幸福报》，继而主编《大众医报》，竭力阐扬和普及中医药知识，时人称他为"医界曙光"。1937 年回到吉安城开业。20 世纪 50 年代初期，参加江西省中医实验院筹建工作。杨氏一生致力于《伤寒论》和《金匮要略》的研究，心得颇丰，见解独到，是经方临床的身体力行者，尤其是运用六经辨治急、慢性血吸虫病，传染性肝炎，子宫颈癌，放射性直肠炎，膀胱炎以及下利、湿温等病证治疗效卓著，值得后学仿效。提倡并应用六经分类方法治疗急、慢性血吸虫病，由江西中医药研究所临床科研人员的努力，和江西中医学院（现江西中医药大学）附属医院、江西省寄生虫病研究所、玉山县血防站、彭泽县血防站和湖口县血防站等单位的大力配合协助，经过 10 余年的探讨摸索，总结出了一些规律和经验，重点是慢性血吸虫病的六经辨证施治的规律和经验。

而致呕吐者,不可不辨。盖因病之经闭,或腹有所苦(如腹痛等),或经素不调,与妊娠骤然停闭者不同。即胃弱之呕吐,则必由来已久,与妊娠喜食酸味者亦异,同时身体各部,亦必有象可征,如颈部肥大,性情急躁,皮肤战栗,食欲改变,乳房渐次膨大,乳头呈红褐色,脉来滑利,至第四五月时,脉渐膨大,乳房变化亦愈著,以两指夹乳下压,便有类似清水乳汁流出,时觉胎儿在腹中跳动,此即妊娠之确征也。

(二)恶阻之原因

妇人妊娠三四月间,多患呕吐,名曰恶阻。医者投疏肝和胃之剂,每多不效,不知此症虽属肝胃不和,而主因责在胎长迫胃,此无他。因妇人受孕后,胎儿藉母血而逐渐长大,子宫亦渐胀大,冲受压逼,其气上逆,则胃当其冲,胃被冲挤,消化机能因之以减,则辅助消化之胃液,至此停留胃中。一被冲气上激,以致泛吐呕酸,不思纳谷,待至三四月后,胎儿体量渐重,重则下垂,始与胃冲无关,呕吐遂止,故恶阻症有勿药自愈之说也。

(三)漏红与小产

妇女受孕后,而仍行经者,谓之漏红。盖此非月经,乃由血管、阴户、子宫颈等处,因弛纵而不能收摄,以致血溢出耳。然血既由子宫而出,其为冲决网罗破坏胞衣(因胎之悬于子宫,不外网罗以维摄之,胞衣以保护之),鲜有不罹小产坠胎之患者。其弛纵之原因,基于动摇,动摇之原因,厥有三端:一曰犯房事,则耗气而弛纵;二曰暴跌仆,则动气而脱离;三曰暴愤怒,则气乱而破裂,皆足以破胞衣,冲网罗,而下坠焉。故漏红为小产之先兆,小产为动摇之结果,不可不慎也。

(四)安胎之要诀

胎元始肇,一月、二月如露珠;三月、四月而后,血脉形体始具;五月、六月而后,筋骨毛发方生。当其初,不过一滴之元精耳,巩之则固,决之则流。故妇人受胎之后,首宜绝欲,以防泛溢,此安胎之第一要诀也,复次调和意志,使其七情不起(如喜、怒、忧、思、悲、恐、惊,惟喜则有益无害,当属例外),调节饮食,使其气血不乱(如烟、酒、椒、姜等辛辣之物,切宜禁忌),毋登高以临险,莫轻举而妄动,如此则五志和平,胎体安然,此安胎秘诀之大要也。

(《光华医药杂志》1935 年 7 月)

妇人胎妊治疗

周禹锡①

（摘录《中国医学约编》第七种《妇科约编》之一段）

（一）受孕机理及胚胎发育机理

女子自二七之年，天真下合癸水，肾上之内分泌腺强盛。下至胞中，发展其冲任二脉，任脉通而精至，冲脉盛而经行。于是按月新陈代谢，乃能孕毓生子。

至胎之成男成女，则基于男性精虫之雌雄而定。当其交媾之时，男子所射出之精液，含有无数精虫，皆奋勇前进，攻入女子健全之卵体。强者存而成胎，弱者亡而流出。但其强者之中，又有雌雄之异。雄精虫强攻入卵珠则成男胎，雌精虫攻入卵珠则成女胎。然雌雄精虫攻入卵体之先后，必视乎男子原动力、女子吸引力之强弱而判别。在此际之男子，其情欲炽盛，原动力较吸引力强，则雄精虫恃势直入；女子情欲炽盛，其吸引力较原动力足，则雌精虫感应先奔。一攻入则卵体立阖，不容再许强有力者之攻入。其孪生或品胎、四胎者，皆为同时并体攻入，非先后入也。此胎成男女之原理。

受胎之妇，即为妊妇。妊娠一月，足厥阴肝气养之；妊娠二月，足少阳胆气养之；妊娠三月，手厥阴心包养之；妊娠四月，手少阳三焦养之；妊娠五月，足太阴脾气养之；妊娠六月，足阳明胃气养之；妊娠七月，手太阴肺气养之；妊娠八月，手阳明大肠养之；妊娠九月，足少阴肾气养之；妊娠十月，足太阳膀胱养之；手少阴心主化血，手太阳小肠主化谷，水谷之精微奉心化血，各月俱赖心与小肠之荣养，故不分主某月也。

---

① 周禹锡：自号蓬隐闲人，原籍四川内江，生长泸县，赴居隆昌。他是民国时期一位以著述宏丰、兼精中西医学名闻医坛的医家。周禹锡自少随父习医，他胸怀鸿志，勤奋笃学，精力过人。历受业于同郡刘汉庵、余瑞灵，天津张寿甫（锡纯），重庆邹趾痕诸先哲之门；于西医则从医学大家无锡丁仲祐（福保）先生游。博览古今中外医书，凡2 600余种。周禹锡一贯提出整理国医书籍、奖励学术研究、普及国医教育三大主张。他认为发展中医事业首在办教育，而"工欲善其事，必先利其器"，"器者，国医之书籍也"，编写中医教材又是办教育的当务之急，于1938年编成巨著《中国医学约编十种》。

（二）辨别有孕无孕

诊断受胎之属是属非，切宜明察乎脉之与症。脉象滑利和平，而无弦劲涩伏等病脉者，即《内经》所谓身有病而无邪脉也。

经停之后，病吐逆而寸脉不浮，关脉不弦者为孕。寸脉浮者为痰多，关脉弦者为肝亢，皆为病也。病恶寒而人迎不盛，则非伤风而为有孕；病恶食气口不盛，则非伤食而为有孕。此身有病而无病脉也。

经停之后，脉虽滑数而身不发热，脉虽动摇而心不动悸，则为有孕。此身无病而有病脉也。

经停之后，面无病容，二三月之间，则病头眩呕吐，心胸愤闷，不欲饮食，喜食酸咸，腰腹腿臀之脂肪组织多较肥满，乳下腹部之妊娠红纹逐渐显露，乳头转褐，小溲频数，此有孕之确证也。

（三）恶阻

妊娠恶阻，呕吐而恶闻食气者，多属于痰。实而热者，宜加味二陈汤（新会皮一钱，清半夏钱半，云茯苓二钱，生枳壳三钱，旋覆花钱半，刁雅连一钱，净吴萸五分，紫苏叶五分，水竹如三钱，生姜汁一滴，水煎服。禹锡按：妊娠胎元凝结，阻塞气机，津液成痰，恶心阻食，故名恶阻。用二陈枳壳以通胃化痰，旋覆以斡旋气机；挟肝火而横逆犯胃，故用左金；兼肺气亦不行，故用苏叶、竹茹、姜汁。温清并用，亦调和胃气，使复其下行为顺之常耳。用治妊娠恶阻之属实而热者有特效）。虚而寒者，宜干姜人参半夏丸（干姜二钱，人参二钱，半夏四钱，水煎服。禹锡按：此仲景《金匮》方，治妊娠恶阻，呕吐不止之属于虚寒痰饮上逆者，颇有特效）。（未完）

（《文医半月刊》1937 年 6 月）

妇人胎妊治疗（续）

周禹锡

（摘录《中国医学约编》第七种《妇科约编》之一段）

（一）妊娠浮肿（子肿）

妊娠浮肿，气闷喘息者，为胎水泛滥。宜全生白术散（人参二钱，白术二钱，苓皮三钱，甘草皮一钱，大腹皮三钱，新会皮三钱，生姜皮钱半，水煎服。禹锡按：此方治子肿因胎水泛滥，气闷喘息，随症加减，颇有效验）。兼表症者，加豆卷、紫苏开毛窍以泄表湿；伴咳嗽者，加苏子、杏仁顺肺气以降痰浊；兼气喘者，酌减人参；兼腹满者，宜去白术；胀闷甚者，加砂仁、枳壳以开胸膈；小溲闭者，加泽泻、猪苓以利膀胱。

（二）子淋

如小溲带涩，心烦闷乱者，为膀胱蓄热，宜当归贝母苦参丸（当归四钱，贝母八钱，苦参四钱，水煎服。禹锡按：此仲景《金匮》方，治妊娠小溲难，饮食如故者，功效甚著。药只三味，而养血清火开郁解结，取上取下，清源及流，面面俱到。非医中之医，其孰能之）。重者为子淋，宜子淋散（云苓四钱，竹叶六钱，麦冬三钱，木通三钱，大腹皮三钱，甘草一钱，水煎服。禹锡按：此方治妊娠小溲淋涩作痛：尚属有效）。

（三）子烦

若痰热聚膈，躁闷不安，身热呕恶者为子烦，宜新制蒌贝清膈煎（象贝母（捣碎）三钱，川贝母（捣碎）三钱，瓜蒌仁（捣霜）钱半，瓜壳三钱，花粉三钱，栀子三钱，莲子心一钱，淡竹三钱，竹茹五钱，甘草五分，水煎服。禹锡按：妊娠痰热聚膈，内热心烦，闷闷不乐，故名子烦。心肺包络，同居膈上，循名核实，新制此方。屡用达药，奏效如神）。

（四）子痫

妊娠卒倒，口噤流涎，手足拘挛者，为子痫。宜新制代羚羊角散（云茯神三钱，新会皮一钱，石菖蒲三钱，制南星一钱，清半夏钱半，旋覆花三钱，瓜蒌霜三钱，象贝母一两，东白薇八钱，天竺黄五钱，广玄参六钱，钩藤钩三钱，楞蛤末二两，石决明末二两，紫贝齿末二两，另以淡海蜇、鲜荸荠拍破各四两，熬汤令蜇化，代水煎药，水竹沥一坏兑服。禹锡按：上方羚羊角散，治妊娠头项强直，筋脉挛急，语言蹇涩，口吐痰涎，不时发搐，不省人事，目瞪口噤，昏愦不语，或时清醒，不久仍发，名曰子痫。但其方药品庞杂，未敢引用。近贤治验，多主用羚羊角煎汤送服牛马二宝散，其法以真羚角八分至一钱，煎汤调送西牛黄、真马宝各一二分，以镇静神经，开痰降逆，奏功甚捷。但药品既珍且昂，无力之家，岂能办到？故新制此方代古方主治诸症外，更以清胎热、镇肝阳、蠲痰浊，使上升之气火俱潜，痰浊下趋，神经自平，病可暂愈。而药价则便宜多多矣，惟真羚羊角擅清醒神经之长，在有力之家，力能办到。用此方者，仍不妨磨入数分，以迅奏肤功也）以清胎热、镇肝阳、蠲痰浊。如胎已八九月者，宜滑胎饮（当归三钱，川芎一钱，云苓二钱，白术钱半，香附二钱，紫苏梗二钱，新会皮二钱，黄芩一钱，甘草六分，水煎服。禹锡按：此方治妊娠八九月，因胎儿组织异常，排泄废物过多，变为毒质，妊妇一身尽蒙其害。在肺则为咳逆，在心则为瞥闷，在胃则为呕恶，甚则刺激脑经而头痛，再甚则神经麻痹而昏厥。前压膀胱则溲少，后碍直肠则便闷。二便不通，则废物更无出路，而成子痫者。惟有滑下其胎，母子均尚可活。倘再姑息养奸，不但胎儿不保而妊妇之命亦恐难痊矣。则本方之加旋覆、代赭、枳壳、沉香、茯神、半夏、贝母、莱菔、橘络、石决明等药之外，实无良法也）。加赭石、旋覆、沉香、枳壳、茯神、半夏、贝母、莱菔、橘络、石决明等，用催生之法以滑下其胎，胎下则母子俱安。

（五）胎漏、胎垢、胎动不安

妊娠下血为胎漏，宜胶艾汤（当归三钱，川芎一钱，白芍四钱，生地六钱，甘草二钱，三年艾五分，清阿胶三钱，另蒸分冲。禹锡按：此仲景《金匮》方，治妊娠腹痛漏红有特效。盖甘柔和之药，能使血管柔软，而无硬化破裂之虞；且使血液调和，无充血妄行之弊，则腹疼漏血之症自愈矣。惟胎漏多因血热，故加白薇、枯芩、藕节以清之，且藉以反佐芎艾之温动也）。加黄芩、白薇、藕节以柔血管清血热。

然有受孕之后，仍按月下血而不多，且无他症者，为垢胎，亦名激经。乃生理之异常，非药石所能治也。

有因体弱而起居失宜，神经郁结，胎盘血行不畅，而胎动不安者，宜安胎饮（人参三钱，白术三钱，黄芩钱半，甘草钱半，紫苏梗三钱，生地四钱，当归三钱，川芎一钱，白芍三钱，橘皮三钱，水煎服。禹锡按：此方再加砂仁一钱半,治妊娠体弱而起居失宜,神经郁结,胎盘血行不畅,而胎动不安者,颇有特效。但胎动之原因不一,更宜各求其所因而治之,不可胶柱鼓瑟也)。加砂仁以安之。

(六) 子悬、子上撞心

有因寒邪食积,气郁胃炎,而心腹胀满疼痛,胎气逼胸者为子悬。属气郁及虚寒者,宜紫苏饮去川芎加葱白(人参、当归、白芍、橘皮各二钱五分,紫苏梗五钱,大腹皮三钱,甘草五分,葱白十四枚拍破,水煎服。禹锡按:此方治怀胎近上胀满疼痛,谓之子悬。去川芎之升窜,加葱白以通肠。纯用撑法,使其腹壁开展,而胎自安,故不但治子悬有特效,兼治临产恐惧。恐则气下,恐则精怯,怯则上焦闭,闭则气逆,逆则下焦胀,气不得行。产数日不下者,用此方仍川芎一钱,再加象贝母(捣碎)二两,旋覆花五钱,急进两三杯,无不立效。其功用全在宣疏气机,开展腹壁也),理气和血以止痛。属实热及食积者,又当分别治之。若胎气渐升至胸中,忽然狂叫欲死,病曰子上撞心,即子悬之最重者。宜用本方加旋覆花、代赭石急救之,迟则立死也。

大抵安胎之药,子宫有湿热者宜用黄芩,胎热者宜用白薇,中焦有寒湿者宜用白术,荣养不足者宜用怀山药,神经郁滞者宜用砂仁,腰肾郁血者宜用杜仲、续断。审症投药,按法施治,病去则胎自安。切不可拘执安胎之成法,《经》谓妇人重身有病,以毒攻邪,有故无殒是也。

(七) 伤动胎儿

若偶因跌仆,伤动胎元,血下痛而昏绝者,宜佛手散(全当归五钱,川芎三钱,水煎服。禹锡按:此方治伤动胎儿,下血作痛。服此胎生者即安,胎死者即下,确有奇效。以归芎善和血脉,血脉调畅,则胎之生者得血养而安,胎之死者得血运而下也),频饮之。痛止则胎自安,胎殒则自下。

(八) 死胎

尤须视其妊妇之舌青者,为胎已死,宜一味丹砂散下之(辰州颗朱砂碾极细三钱,用黄酒一杯一次顿服。禹锡按:丹砂色赤质重,体坚性沉降,为天然水银、硫黄化合物,故能入血而感动静脉血之流行,增加动脉血之能力。血脉流通下降,则死胎自下,故有是效。若服而不效,更当求其不下之原因,参以临时所现之脉症,补偏救弊,而胎自下。催生亦然,即治诸病亦无不然,不特下死胎也)。

(《文医半月刊》1937 年 6 月)

妇人妊娠谭

汪理正

一、妊娠流产

按:妇人在妊娠期间发生流产者甚多,其发生多于妊娠三四月之前。普通之诊断,凡月经停止后一二月,或三四月,而忽然出血见红者,必先碍其为流产。然月经停止,不一定为妊娠之特征,如血亏、肾病、痨瘵,以及因受生活及地方环境之特别变动等等,皆足引起月经停止一二月或数月之现象。迨其病稍愈,或生活及环境已转变,经血复行,凡此种种,颇易误疑为流产,临症时当审辨之。

夫流产者,不足月而产生胎儿之谓也。在十六星期以前者曰流产,又曰失产。十七星期到二十八星期者,曰未熟产,又曰小产。胎儿无可救药,自不待言。然母体亦常以种种原因,受莫大之害。昔薛立斋曰:小产重于大产,大产犹粟熟自脱,小产如生采其壳,而断其根蒂。是小产难于大产也。考其原因,由乎生殖器之构造异常,及子宫与卵之受刺激者;或施不适当手术,或用药及其他种直接间接之刺激,卵膜受伤;或产妇有梅毒等;或由乎跌仆;或恣意任性,不知摄生,惊愕愤怒,剧烈之精神感动等等。皆足以造成流产之恶果,轻则成病患,重者不治而死。故流产之危害,岂不重且大哉。

二、妊娠期中之症治

妇人于受孕后,生理上有重大之变化。故妇人在妊娠期间,其身体各器官同时必起种种之变更,亦为应有之现象。妊娠期中虽属自然之变异,然因各个环境之不同,而致发生病态者,在所难免也。兹将妊娠期中所发生之疾患,举其要而分述于下。

(一) 妊娠恶阻

恶阻者,即妊娠呕吐是也。为普通有胎者,必见之病状也。其期多在妊娠之初,轻者不治自愈,重者非药不治。其因有数。

一为肝胆上逆。以一二月中肝胆养胎,受胎之后,血尽养胎,不能来养肝胆,肝胆无制,而上逆,犯及胃脘,以致呕恶酸苦食欲不振。神疲嗜卧,喜食酸物。治宜养肝体以柔肝,用泄胆火而平胃逆之剂。

一为浊气上冲。女子受胎,则月事不行。月事者,血之余也。平时有余,则润而月一下;既以有孕,则下以养胎,上为乳汁,无余故不下。故有胎则经停,乳子则经少,其明症也。惟其中有精有浊,其精者以养胎以化乳,其浊者停而不出,无所发泄,反从上逆,犯及胃部,则为呕恶。故俗名恶心,良有以也,惟其上冲之路,必由胃逆。胃气强者,则冲不至上,故恶轻或不恶;若胃弱而浊气重者,则断无不恶之理。其治以芳香化浊和胃健中为唯一之法,故藿、佩、砂、蔻在所必用。挟热者,加竹茹、黄连;挟湿者,加姜、夏;挟寒者,少加吴萸、丁香,俾呕吐得瘥可矣。

(二) 胎漏

胎漏者,即西籍所谓生殖器出血是也。此系怀孕而下血如经行之状,腹无感痛之症也。大都因血热或气虚所致。

由于血热者,因妊妇体质素热,或嗜食辛辣,富有刺激之物,致血热妄行,迫血外溢,漏红不止,淋漓不断。宜清血分之热,用芎归汤加生地、栀子之类。

由于气血虚者,因孕妇素体羸弱,妊娠后,失于营养。其症每见形色不充,精神委顿,饮食少进,腰酸腹痛,胎动不安,漏红不止,脉形细濡等现象。疗法宜用胶艾八珍汤,气血双补。设不早治,则胎干而子损,血尽而人毙,犹池水干涸,鱼则不能活矣。

(三) 胞阻

胞阻者,即妊娠腹痛也。《金匮》以妊娠腹中痛称为胞阻,后世即沿用此名。其症下腹作痛,胎动不安,如有下堕之状。原因有二。

一为胎盘充血。因妊妇平时素有内热,或食辛辣之物,或妄服温补,因此充血而腹痛胎动。若充血太过，每致而为下血及半产者之险。

其二为妊妇子宫受寒，或因平素下元虚寒，禀赋娇弱，肾阳虚馁，血脉停滞，碍及胎盘新陈代谢之机能所致也。

其疗法，属于前者，宜用退热清凉之味，如生地、丹皮、芩、连、芍药、当归、白术、山药等品，平其充血。属于后者，宜进强壮温寒之味，如当归、熟地、阿胶、炙草、艾叶、炮姜之类，取其温补逐寒，则阴霾撒消，而痛自止矣。

（四）子瘖

子瘖者，妊妇诸无所苦，惟声音低细，后竟不能出声，言语无力。乃缘肾气不足，胞宫之络脉被阻，肾脉不能由肺而上循喉咙，发于舌本，而出音，故其声音低细嘶嗄，是即西医所谓因胎盘扩大而致之声音障碍者是也。

法宜滋补肾气，然本症待分娩期满，胎儿产出，即能发言，故勿药亦能自愈也。

（五）子悬

本症属于气郁症之一。此系怀孕而胎动不安，胸腹胀痛之症也。其所以致成者，一由于妇人性情执拗，怀抱忧郁，以致肝气不舒而上逆；一由于痰饮壅滞，以致气机不利。凡此均能影响血液之循环，阻碍吸养呼炭之工作，以致胎儿不得充分新鲜血液之营养，反受炭浊塞闷之感触，遂有自动性之不安耳。

其治宜于平肝利气之剂，解郁汤可选用也。察其由痰滞气机而成者，则进以化痰消滞之味，如紫苏饮加川贝母等，随症治之可也。

（六）子淋

《经》云：膀胱者，州都之官，津液藏也，气化则能出矣。良以水浆入胃，得脾阳蒸腾之力，上布于肺；得肺经治节之权，下输膀胱。一身水精，尽归于此，故膀胱为人身之州都，津液之湖海也。

然州都之物，贵乎运输之敏捷；湖海之水，赖乎日光之蒸晒。州都之物不运输，则商贾不至矣；湖海之水不蒸晒，则雨露不下矣。故膀胱之水，必晒陈于藏腑，灌溉于表里，上之则为唾液，下之则为小便，是犹州都之有运输，湖海之有蒸晒也。

若至阳气不宣，气化不彰，则水道不通矣。子宫扩大，膀胱受压，则决渎不利矣。今夫怀孕而小便癃闭，是即子宫逐渐扩大，压迫膀胱，阳气不得宣通，而水液不得下达也。阳气愈郁愈虚，水液愈蓄愈满，水液蓄于膀胱，是以少腹胀急也。

病属转胞，势非轻浅，疗治之法，通其小便，实为急务。惟是温通渗利之品，俱属妊娠禁忌之药，治病则碍胎，顾胎则增病。最好宣肺气以伸治节，升脾气而防健运，理肝气以资疏泄，益肾气而强分泌。如杏仁、紫草茸、桔梗、潞党、生白术、赤苓、广皮、广木香、上沉香、厚杜仲、桑寄生、泽泻、通草等味，庶几小便通而胎无碍也。

（七）子痫

按：子痫为妊妇最急之症，西医名曰妊娠惊厥，古人名为妊娠中风。其发作之前驱期，有头痛眩晕、呕吐恶心等现象。次则全身痉挛，发作始于颜面，而上肢，而驱干，而下肢。及于辗转反侧，角弓反张，颜面呈绀色，牙关紧闭，言语蹇塞，痰涎壅盛，口喷泡沫，两目直视，瞳孔散大，四肢搐搦，呼吸困难，不省人事等恶疾，时发时止。

此因胎之组织异常，而新陈代谢之废料未能排泄，变化为毒。其毒入于母之血液循环系，以致心肝变怀。心肝与脑神经有密切之关系，故致痫厥也。我国旧籍所言乃由痰热上攻，犯于心脑，有云心肝有热，热极生风所致。

其疗法，宜以平肝熄风镇痉之剂，以羚羊角散症加减之，并宜安静，勿扰为要务。

（八）妊娠子肿

所谓子肿者，乃妊娠两足浮肿，肢体困倦，饮食无味；甚至遍身作肿，喘不得卧之症也。

按：足肿为妊妇所习见之事，因怀孕而生理反常，下肢静脉郁血之故。吾国旧籍谓是脾胃气虚，水气湿邪，留滞不化而成此子肿症。

治宜以补中健脾之剂，如补中益气汤加减，或全生白术散增损均可，是在医者之运用。俾中气得强，则循环自而流利，自无郁滞成肿之患。若予分利，则非其治也，殆宜高举足部，以愈其静脉郁血。若妊娠浮肿症状轻微者，可无须服药，待分娩后，即自消失矣。

三、结论

按：治病之要，贵在诊断，诊断不确，主客倒置，则药石无功，而多偾事。尤以吾人诊察妇人之是否妊娠，及妊妇所患之病，若以怀孕而误作病，以病而误作胎，则治法与症势适相反而不相应，不独妇人有生命之危，而于胎儿之坠落，亦大有出入也。

故夫为医者，治病不难，诊病为难，诊病不难，辨症为难。辨得其正，则病无不知，药无不效，治无不验，病无不瘳。苟诊症不明，药石乱投，危害立至，小则发生变症，大则不治而死，故辨症之不可不慎也如此。

（《新中医刊》1938年9月）

胎前症治大纲

张绍云

古云，宁治十男子，莫治一妇人。诚以女病倍于男子，覆因种类繁多，而吾国妇女，至今多半仍在旧礼教环境之下，未受相当知识与社会教育，每以经病胎病等为秘事，羞于告人，实为大误。须知此乃生理上自然之现象，何秘之有，何羞之有。故一旦感觉反常之不适，速宜调治，不可迁延。至妇女胎前之病，亦复种类繁多，胎前者，即妇女在怀孕后未产前，名之曰胎前，亦曰妊娠，于妊娠期内，胎儿藉母体之气血以营养，母体若虚，则病魔易侵，症状百出，兹就习见之诸病症，缕析于后。

（一）恶阻

妇人孕后，胞门闭塞，脏气内阻，故常觉胸膈满闷，恶心呕吐，倦卧无力，胃气上逆，饮食无味，心中烦热，舌苔薄腻，治宜保生汤为主。然此病轻者自然勿药而愈，重者须服药调治，不可迁延，若延久失治，则呕吐益剧，胃气受损，必致小产，勿轻视之。

保生汤　人参，白术，乌药，附子，橘红，甘草，生姜。

方解：本方用人参、白术、甘草，以和中补气，用附子、乌药、橘红，以利气行滞，生姜以止其呕。

（二）胞阻

孕妇腹痛，名曰胞阻。胞阻之成，有因胎气不安者，有因胞血受寒者，有因食滞者，有因停水尿难者，凡此种种，皆能令孕妇腹痛。本病除腹痛外，尚有心胃作痛，大便不通，腰部酸痛，胎动下血，背寒苔白，小便不通，口渴畏热等症状，治宜加味平胃散、延胡四物汤、加味胶艾四物汤、加味芎归饮、导赤散、五苓散等。本病患者须切戒房欲，亦不可多行远路，恐伤及胎元也。

1. 加味平胃散　苍术，陈皮，神曲，草果，枳壳，厚朴，甘草。

方解：本方以平胃散原方化湿而平胃，兼行气滞，加枳壳、神曲、草果，运脾而食。胞阻病食积停滞者，此方为佳，若大便秘结日久，宜加芒硝、大黄以攻之，然必信甘草以缓之。

2. 延胡四物汤　延胡索，当归，川芎，熟地，白芍。

方解：本方以四物和血活血，君延胡以行血中气滞，胞阻病因血滞者此方佳。

3. 加味胶艾四物汤　阿胶，当归，熟地，白芍，川芎，蕲艾，杜仲，大豆，葱白。

方解：方中用当归、川芎、白芍、大豆、熟地、阿胶，以活血补血；蕲艾、葱白，以温血行血；杜仲强腰以系胎，胞阻病胎不安者，此方最宜。

4. 加味芎归饮　当归，川芎，人参，阿胶，吴萸，蕲艾，甘草。

方解：本方用川芎、当归、阿胶，以补血和血；人参、甘草补气和气；吴萸、蕲艾温血去寒，胞阻病因胞血受寒者，服此方可愈。

5. 导赤散　生地，木通，甘草梢，灯心草。

方解：导赤散功能清邪火，方中生地能凉而兼补，木通导小肠之滞，甘草则甘以缓之，且能治尿道涩痛，胞阻病因停水尿难、尿道涩结者，宜服此方以通利之。

6. 五苓散　猪苓，茯苓，泽泻，肉桂，白术。

方解：茯苓、猪苓、泽泻，为渗湿利水之品，白术和中化水，肉桂温阳而化水，胞阻病因停水至难，而尿色清白者宜用此散温利之。

（三）胎漏

其人平素好食辛辣香燥之品，血中热甚，故受孕之后，无故下血，或下黄汁豆汁，其腹不痛。若其胎已伤而下血者，其腹必痛，宜阿胶汤主之。若漏下黄汁或如豆汁甚多者，其胎干枯，宜用黄芪汤或银苎酒。

1. 阿胶汤　阿胶，山栀炭，白芍炭，川芎，黄芩炭，熟地炭，杜仲，侧柏炭，当归身。

方解：本方用阿胶、当归、川芎、熟地、白芍，以补血和血，杜仲强腰以固胎，山栀、侧柏、黄芩，清热而止血。方内用炭者，以血性见黑则止也，胎漏病无故下血者，速服此方以止之，否则必致堕胎也。

2. 黄芪汤　黄芪，川芎，糯米。

方解：本方以黄芪、糯米和中补脾，川芎和血活血，胎漏病下黄汁或如豆汁甚多者，宜服此补之。

3. 银苎酒　纹银，苎麻根，清酒。

方解：纹银味辛性寒，镇安胎气，苎麻根味甘性寒，益阴凉血，佐以清酒，使血气活动，胎既安定，血自止矣。

（四）子烦

孕妇平素嗜食煎炒炙爆等物，致胎中郁热上乘于心，心烦难忍，是名子烦。子烦病时时心烦，口渴无他热，治宜知母饮主之，气虚者加人参，口渴甚者加石膏。

知母饮　知母，黄芩，麦冬，赤茯苓，竹沥。

方解：本方以知母、黄芩、赤苓清热泻火，竹沥化痰降火，麦冬滋阴润肺，以治口渴，子烦病心烦口渴，宜本方清泄之，有奇效也。

（五）子悬

妊妇怀抱忧郁，痰气壅塞，治胎气凑迫上心，喘胀腹满，两胁疼痛，是谓子悬，宜紫苏饮主之，虚者加人参，本病若延久失治，则气益逆，喘更剧猝然昏晕，不省人事。

紫苏饮　苏梗叶，当归，白芍，川芎，陈皮，大腹皮，生姜，甘草。

方解：方中当归、川芎、白芍和血活血，陈皮、腹皮、苏梗叶利气行滞，甘草补而兼和。

（六）子肿

其人平时过食水果生冷，致生水气邪湿，伤及脾肺，头面遍身浮肿，小便短少。若水气盛而浸胎，则必喘难卧。若湿气盛而伤胎，则胀满难忍，宜茯苓导水汤治之，以和脾肺而利水湿，胀盛者加枳壳，腿肿者加防己，湿喘者加苧苈。

茯苓导水汤　白茯苓，猪苓，木香，泽泻，木瓜，桑白皮，槟榔，砂仁，陈皮，白术，大腹皮，苏梗，生姜。

方解：本方用茯苓、猪苓、泽泻、木瓜，以导水利湿，用槟榔、砂仁、木香、陈皮、腹皮、苏梗，以利气行滞，桑皮降肺气以利水，白术健脾而利水也。

（七）子痫

子痫病即孕妇由肝心二经郁热而起之，忽然颠仆，不省人事，须臾自醒，少顷复如常人，宜用羚羊角散。抽搐甚者，钩藤汤主之。若口眼㖞斜，半身不遂，则已成中风废证，当参用中风之治法。

1. 羚羊角散　羚羊角，酸枣仁，光杏仁，青防风，川芎，独活，苡仁，五加皮，当归，白茯神，木香，甘草，生姜。

方解：羚羊息内风，独活、防风泄外风，子痫病多由肝阳上越，遂令抽搐颠仆，非用息外风之品，则风邪何由解，非用此息内风之品，则肝木何由平。余如枣仁、茯神，安神而定志；当归、川芎，和血活血；木香、加皮，利气行滞；杏仁、苡仁，顺气利湿，血和气顺，肝平风静，其痫自瘥。

2. 钩藤汤　钩藤，当归，白茯神，人参，苦桔梗，桑寄生。

方解：钩藤味甘性寒，功能清肝热，热平则风息，风息则惊痫等症自愈，佐桔梗之泄风化痰，风解痰平，则抽搐自定，和以当归、寄生之养血，人参、茯神之补气，则邪去而正不伤也。

（八）子嗽

孕妇咳嗽，谓之子嗽，又名子呛，此病大多由于虚火旺盛，肺失润养，心烦内热，胎动不安，喉间燥痛，舌苔干，口渴喜饮，宜滋阴润肺，当服加味六味地黄汤。

加味六味地黄汤　熟地，山药，白茯苓，五味子，山萸肉，泽泻，丹皮，麦冬。

方解：以原方补胃阴养肺，加麦冬以和阴。五味以敛肺，肺得潮润，则肺气敛束，咳自止也。

（九）转胞

孕妇中气怯弱，不能举胎，胎压其胞，以致小便不通，名曰转胞，转胞病饮食如常，心烦不得眠，亦用丹溪举胎法，以暂救其急，然后以举胎四物汤煎服，服后随以探吐之法，吐后再服再吐，如此三四次，则胎举而小便利矣，如不应，则是有饮，须阿胶五苓散清利之。

1. 举胎四物汤　当归，川芎，熟地，人参，白芍，陈皮，白术，升麻。

方解：本方以芎、归、芍、地和血补血，人参、白术、升麻补气升气，用以举胎，惟二派补品之中，苟无理气之品佐之，则气机为壅滞之虞，故参用陈皮以利气，则全方灵活矣。

2. 阿胶五苓散　阿胶珠，白茯苓，福泽泻，猪茯苓，土肉桂，炒白术。

方解：五苓以化饮，阿胶以补血，转胞病治以举胎法不应者，此饮有效。

（十）子淋

怀孕而小便淋沥，名曰子淋，此乃肾有湿热，而移于膀胱，膀胱受热，失其制水之能，小便频数窘涩，点滴疼痛，宜服加味五苓散，以清热而利水，则小便自通矣。

加味五苓散　赤芍，赤苓，黄芩，生地，山栀，当归，木通，车前子，泽泻，滑石，甘草。

方解：本方用赤苓、木通、泽泻、车前、滑石，以利水通淋；赤芍、生地清血热；山栀、黄芩清气热，当归和血，甘草和气，子淋病宜服此方。

（十一）胎不安

怀孕者气血充足，形体壮实，则胎气安固。若冲任虚损，暴怒伤肝，房劳太过，则胎气不能安固，致生小产、堕胎等症，治宜加味圣愈汤。若下血者，宜加味芎归汤，若因母病而伤胎欲堕者，宜十圣散。若因跌扑伤胎欲堕者，宜芎归汤主之。

1. 加味圣愈汤　熟地，白芍，川芎，当归，人参，黄芪，杜仲，续断，砂仁。

方解：本方用芎、归、芍、地，以和血补血，用人参、黄芪，以补气升气，用杜仲、续断，以强腰系胎，砂仁束胎而纳气。

2. 加味芎归汤　当归，川芎，阿胶，蕲艾，杜仲，续断，白术，条芩。

方解：本方以白术消痰健脾，条芩清热养阴，二味为安胎要药；当归、川芎、阿胶，以补血和血；蕲艾温血而止血；杜仲、续断，以强腰紧胎。胎不安而腹痛下血者，皆由气血不和，腰部不利也，故首宜和其气血，固其腰部，则胎自安而血自止矣。

3. 十圣散　人参，白术，砂仁，当归，白芍，黄芪，熟地黄，川芎，续断，甘草。

方解：方中用参、术、芪、草，以和气补中；芎、归、芍、地，以补血和血；砂仁束胎而纳气；杜仲、续断强腰而系胎，胎不安固，母病伤胎欲堕者，服此最宜。

（十二）脏燥

孕妇心脾二脏虚燥，以致大便燥结腹满，无故时时伤悲哀痛，甘麦大枣汤主之。

甘麦大枣汤　甘草，浮小麦，大枣。

方解：本方以大枣补心，甘草、浮小麦补脾。

（十三）癥瘕

孕妇素有癥瘕旧疾，加以风寒外袭，遂成癥瘕。癥瘕病腹中有块，坚固不移，有定处者为癥，推移转动，忽聚忽散者为瘕。癥者徵也，言有形可徵也，瘕者假也，言假物成形也。血癥宜服血竭散，气癥宜服乌药散，瘕病应攻下者，即攻其大半，余候其自消，不可尽攻，宜大七气汤。《经》云，有故无殒。言药虽峻有病则病当之，不能伤胎也，攻其大半，与病相当，又何疑于有孕必不可攻之说耶。

1. 血竭散　真血竭，赤芍药，延胡索，当归，蒲黄，桂心。

方解：本方系一派行瘀活血之品，攻血结有神效也。血癥病，必见腹中有块，胁腹胀痛，内热心烦，食少善忘等证，速宜服此。

2. 大七气汤　三棱,莪术,青皮,陈皮,木香,藿香,桔梗,肉桂,甘草,益智仁。

方解：本方功能行滞消积破气,为治瘕之良方。

3. 乌药散　乌药,莪术,当归,桂心,桃仁,青皮,木香。

方解：气瘕多由气机壅滞,然无血结则不成瘕,故虽曰气瘕,必兼有血滞也。本方用乌药、莪术、青皮、木香,以利气行滞;用当归、桃仁、桂心,以活血行血,气瘕病速宜服此。

(十四) 肠覃

寒气客于肠外,与卫气相搏,气不得营,因有所系,癖而内著,恶气乃起,瘕肉乃生,遂成肠覃。肠覃病始如鸡卵,稍以益大,如怀子状,按之则坚,推之则移,月事以时下,此气病而血不病也,香棱丸主之。若月事不以时下,此先气病而后血病也,吴茱萸汤主之。

1. 香棱丸　木香,丁香,怀香,三棱,枳壳,广莪,青皮,川楝子肉。

方解：本方为利气行滞之品,消气结也,肠覃病、气病而血不病,亦服此方。

2. 吴茱萸汤　吴茱萸,当归,半夏,防风,藁本,白茯苓,肉桂,丹皮,麦冬,细辛,干姜,木香,甘草。

方解：本方用细辛、防风、藁本,以泄风透邪;肉桂、吴萸、干姜,温经散寒;当归、丹皮和血,半夏、木香、茯苓、甘草,和脾利气。

(十五) 子瘖

妊娠八九月,忽然声音细哑不响,无须药治,但以饮食调养,然亦有肺肾之阴不足者,当浓煎生津散,空腹送服地黄丸,助肺肾之气以养胎,肺肾之气足,则舌自灵活,而言语自由也。

1. 生津散　人参,麦冬。

方解：本方用人参、麦冬,以大补肺阴而生津液。

2. 六味地黄丸　干地黄,山萸肉,甘山药,丹皮,泽泻,白茯苓。

方解：肾精虚少,虚火妄行,则百病丛生,此方脱胎于肾气丸,去桂附之辛热,而注重于填补。地黄、山萸,补血益精,以壮水之主;山药、茯苓,健脾利湿,以培水之源；丹皮、泽泻，清血排毒，疏水道之滞，水足则肺肾之阴亦足矣。

（十六）胎不长

胎之长养，全赖乎脾胃，脾气健旺，则水精四布，气血充足，胎自长也。若脾胃虚弱，则食欲不旺，气血亏耗，胎萎不长，腹小如无孕，宜六君子汤为主。若气血虚者，宜服八珍汤、十全大补汤，饮食壮旺，水谷之精微四散，则气血日生而胎自长矣。

1. 六君子汤　人参，白术，茯苓，半夏，陈皮，甘草。

方解：本方以参、术、苓、草和中补脾。然有痰湿之人，苟不用运中之品为佐，则气机壅滞，痰湿益甚，故加入半夏、陈皮，用以和胃行痰，使四味补而不猛，行而不滞，则绝无流弊矣。

2. 八珍汤　人参，茯苓，川芎，熟地，当归，白术，白芍，甘草。

方解：本方以参、术、苓、草补气，以芎、归、芍、地补血。

3. 十全大补汤　人参，白茯苓，当归，白芍，肉桂，生姜，白术，黄芪，熟地，川芎，甘草，红枣。

方解：本方以参、术、苓、芪、枣、草，和中补气，芎归芍地，和血补血，肉桂温阳，生姜散寒。

（十七）子啼腹内

妊娠七八月，忽然儿啼腹中，隐隐作痛，此由气虚所致，盖儿在胞胎内，全凭母气以化成，母呼儿亦呼，母吸儿亦吸，未尝有一息之间断。若母气虚弱，儿不能随母气以为呼吸，故啼于腹中，治宜大补其气，用扶气止啼汤，因胎热者，宜用黄连煎清之。

1. 扶气止啼汤　人参，生黄芪，麦冬，当归，天花粉，橘红，甘草。

方解：本方以参、芪、麦冬大补肺气，肺气旺，则胞胎之气亦旺，遂随母气以为呼吸，其啼遂止。

2. 黄连煎　川黄连。

方解：此古方也，子啼因胎热者，可用此泄热，效验如神，不可忽视也。

（十八）子死腹中

热病伤胎，或跌仆颠坠，致令子死腹中，面赤舌青，肚皮胀大，腹冷如冰，久之口中有秽气出,速宜下之,缓下用佛手散,峻下用平胃散加芒硝方。内有寒者,四肢及腹中觉冷,胎死坚硬,脉迟等症,宜热下,官桂汤主之,香桂散亦主之。有热者,见恶心、口臭、脉数等症,宜寒下,童便朴硝汤主之。虚者黄芩白蜜汤主之,死胎数日不下,孕母虚甚者,切不可误投峻药,宜服疗儿散。

1. 佛手散　川芎,当归。

方解:本方川芎行瘀,当归活血。

2. 平胃散加芒硝方　厚朴,陈皮,苍术,甘草,朴硝末。

方解:死胎不下,因子死不动,子宫枯燥,气机壅滞,遂不下也,本方以厚朴、陈皮行气,消其滞;苍术辟其秽浊,和以甘草,则中气不伤。而主力全在芒硝一味,芒硝味咸性寒润,攻荡宿积,有推山移海之力,此处藉其峻力,以润子宫而攻死胎,故功效卓著。惟药性峻烈,产妇六七日胎不下,正气已伤,津液已枯,误投此方,甚为危险,故非形实气实者,此方决不可投也。

3. 官桂汤　官桂,全当归,白芍药,生地黄,黑豆,炮姜,甘草。

方解:胎死不下之由寒重者,此胞宫经脉为寒邪所闭,须用大热之品以散寒开闭,故用官桂、炮姜之大温大热者,为全方之君帅。然舟无水则不行,胎无液则不下,孕妇产已多日,是子宫之阴津已枯,周身之血液将竭,故重用地黄、黑豆、白芍、当归,以增其血液,使得润泽,则死胎自滑下矣。

(十九) 鬼胎

鬼胎者因其人思想不遂,情志想感,自身血气凝结,聚于子宫而成,古鬼神相交,其说无稽,鬼胎病其腹渐大,如怀子形状,惟漫起重坠,终与真胎不同,宜云与服行气通瘀汤,使气血流畅,胎自消也。

行气通瘀汤　京三棱,青皮,木香,赤芍,蒲黄,人参,桂心,莪术,陈皮,延胡索,当归,真血竭,甘草。

方解:本方用三棱、莪术、青陈二皮及木香,以行气通滞;用延胡、赤芍、蒲黄、血竭,以通瘀行血;桂心通阳。然一派行气逐血之品中,苟无和正之味佐之,则邪去而正伤,或邪未去而祸变忽然,殊非正法。故加参草以补气和中,当归以补血养血,则始稳妥,鬼胎病多由气血凝结,非服此方,不能消散也。

妊母气血壮实,而胎元弱者,胎前必多病,若妊母衰弱,而胎元壮实,则产后其母必多病,若子母伤和平,无偏盛偏衰,则胎前产后,均平安无疾,可坦然无忧也。古有语云,胎前无不足,产后无有余,此言其常也,然胎前虽多有余之证,亦当详察其亦有不足之时,产后虽多不足之病,亦当详审其每挟有余,不可贸然施治也。

(《国医砥柱月刊》1939 年 8 月)

【总论按语】

总论部分中,我们选取了民国期刊内综合叙述妊娠病的相关文章七篇。其中包括了受孕机制、胚胎发育、辨有孕无孕、断男胎女胎等基础理论的探讨,也涉及了恶阻、胞阻、胎漏、子烦、子悬、子肿、子痫、子嗽、转胞、子淋、胎不安等妊娠常见胎前病的具体诊疗。

基础理论方面,各医家主要论述了辨孕、辨男女胎方面的传统经验;另外还讨论了受孕机制、胚胎发育过程等。如杨志一的《妊娠新语》、周禹锡的《妇人胎妊治疗》等。其中胚胎受孕、发育之理论,已开始结合西方医学内容进行中医思辨;同时在辨男女胎中提及的鉴定方法,也有了西医化学检验的痕迹。这为现代中医如何在保有中医思维的基础上,更合理地进行中西医理论结合,提供了一种可以借鉴的模式。

在具体诊疗方面,各医家论述详实。有较为重视理论层面的,如杨志一在《妊娠新语》中,对恶阻、漏红的中医病机以及安胎的中医原则进行了阐述;也有重视遣方用药的,如汪理正的《妇人妊娠谭》、周禹锡的《妇人胎妊治疗》,其中都对恶阻、子肿、子烦、子痫、胎漏、胎动不安等常见妊娠病的证治进行了详细描述。而张绍云在《胎前症治大纲》中除前述常见妊娠病外,尚讨论了诸如癥瘕、肠覃、子瘖、鬼胎等罕见妊娠病的中医诊疗,分述了产前疾病十八种,相关用药三十九方。由日本作者玄悦子玄所著《胎孕病候》,则是从日本学者角度,论述了二十六种妊娠病候的治疗,很有日本皇汉医学方证对应的治疗特色,是不可多得的参考学习资料。

　　总论中篇幅最长,当属时逸人之《胎产病之研究》。文中开篇列举了妊娠用药禁忌,同时在后文中又详审病机,严遵《内经》"有故无殒"之训诫。对诸多疾病的论述,作者从民国医家特有的角度出发,阐述了早期中西医结合的观点,对子悬、子淋等传统中医存在认识错误的地方亦进行了反思及讨论。作为一部专著型的文章,其涉及方面之广、讨论内容之深、遣方用药之精,实为我辈医家学习之楷模。

各　论

小产、胎动不安

论半产之原因

史介生

今世人论妊妇之病，莫不注意于将正产之时矣，未闻有计及未半产之前也。岂知先入为主，父精母血凝成一粒如露珠，谓之始胚，实为怀孕十月之权舆。受孕后补养，寡欲不先，即难免堕胎之患。禀赋虚弱及年力衰残之妇人，即无怀孕十月之正产。幸而怀孕十月，呱呱堕地，亦即为先天不足之病夫也，且半产多在于一、三、五、七月，而少在二、四、六、八月者，何哉？盖因受孕之后，按月司胎有脏腑之不同焉。如一月属足厥阴、三月属手少阴、五月属足太阴、七月属手太阴，二月属足少阳、四月属手少阳、六月属足阳明、八月属手阳明也。五脏属阴而六腑属阳，阳常有余而阴常不足。故逢脏阴司胎之时，若七情太甚，内火发动或欲火内动、精神走泄，皆能堕胎也。且如第一次怀孕至三月而堕，手少阴已受其戕，若不调理，第一次怀孕至五月或七月而胎堕，至第二三次亦如期而复堕矣。又如受孕一月，胎仍似水，因纵欲而流产，虽妇人亦不自知也。如此而伤及足厥阴，艰于子嗣者十居五六也。而犹曰人皆有子我独无，岂其真无子耶？因其贪淫纵欲随孕而随产耳。凡妇人受孕之后，若生殖器屡受刺激，则神经机能易起障害而致流产，流产之害至为重要，此业医者所宜知也。正产者犹之瓜熟蒂落为适合于天然之生理，惟流产为一种至危至重之症，且因暴乱而起，流产与堕胎同胎儿之死亡，无论即母体之生命亦濒于危其终生，身体必致陷于虚弱，即幸而不致流产而母体亦难免不良之影响及于胎儿。若怀孕之后果能节欲戒怒,并戒食辛热之物,即可免坠胎之患。治半产者务宜审其病因而施治,庶乎可焉。

（《绍兴医药学报》1921 年 11 月）

胎 妊 论

李春芝

胎妊者,两精相搏,二气妙凝,清升浊降,阴阳肇基。血以濡之,化其神魂;气以煦之,化其精魄。气统于肺,血藏于肝,而气血之根,总原于土。土者所以滋生气血,培养胎妊之本也。木火以生养之,金水以收成之。土气充用,四维寄旺,涵养而变化之。五气皆足,十月而生矣。

养胎之要,首在培土。土运,则清其火金而上不病热,暖其水木而下不病寒。木温而火清,则血流而不凝也;金凉而水暖,则气行而不滞也。气血环抱而煦濡之,形神巩固,永无半产之忧矣。

如胎之初结,中气凝塞,升降之权,乍而堙郁,冲和之气,渐而壅阻。其始胃气初郁,滋味厌常而喜新。及其两月胎成则胃气阻逆,恶心呕吐,食不能下等证作矣。且胎气在中,升降不利,水偏于下润,火偏于上炎。是以胎妊一证,往往下寒而上热也。阴阳郁格为病,法宜行郁理气,以豆蔻苓砂汤主之。

如坠胎之证,缘胎之结也。一月、二月木气生之,三月、四月火气生之,五月、六月土气化之,七月、八月金气收之,九月、十月水气成之。五气皆足,胎完而生矣。若生长之气衰,则胎堕。于初结收成之气弱,则胎殒。其实皆土气之虚也。土气困败,胎妊失养,是以易堕。胎妊欲堕,腰腹必痛者,木陷而克土也。《难经》曰:命门者,诸精神之所舍,原气之所系。男子以藏精,女子以系脆。命门伤败,肾水渐寒,侮土灭火,不生肝木。木气郁陷而贼脾土,此胎孕堕伤之原也。以胶艾苓参汤主之。

如胎漏之证,缘胎成经断,血室盈满,不复流溢。肝脾阳弱,莫能行血,养胎之余，易致堙郁。瘀血畜积，阻碍经络，胎妊渐长，隧道壅塞。此后之血不得上济，月满阴盈，是以下漏。按其胎之左右，必有癥块。或其平日原有宿癥，亦能致此。若内无瘀血，则是肝脾下陷，经血亡脱，其胎必堕矣。如下血而腹痛者，则是胞气壅碍土，郁木陷肝，气贼脾也。妊娠血下腹痛者，以胶艾地黄汤主之。如妊娠下血癥块者，连胎者以桂枝茯苓汤主之。如临产交骨不开者，以加味芎归汤及当归补血汤主之。

（《医学杂志》1924 年 10 月）

孕妇诸病之原因甚则流产难产及预防并治法论

杨燧熙

　　阴阳交媾以成胎，胎充而自产，如瓜熟蒂落，此自然之理也。每见孕妇生有诸病，良由外感外侵，或七情内伤。谅因房事不除，劳苦不能，饮食无节，起居不时，娇养过甚，则六淫七情，均可无微不入也（邪之所凑，其气必虚）。甚则频见流产、难产。然则如何可杜此弊？必须重尚卫生，节其饮食，忌其煎炒炙煿，黏腻肥甘，椒芥烟酒（香烟尤甚）。亦勿食后即寐，必须小为劳苦。常见农妇朝耕田，而暮生产，且生产亦易。由勤劳之人，筋骨柔软也。按孕妇久坐久卧，筋骨故不舒展，而气血每每壅滞，五脏违和，故有流产、难产之弊。诚可叹也，是必慎其起居，早睡早起，不可尸睡，当左膊向下，醒则右膊向下，以使胎元左右活泼，然必独宿，而无以上诸病之原因，亦可作预防之政策也。假使六淫为病，审其何淫以治之，前贤已论于前，不再笔矣。至七情为病者，如因悲恐惊为病，以安魂定魄，而益肾清胆之品，再以怒胜悲，喜胜恐，静胜惊，以制之。如忧愁成患，以肃肺之品，以喜乐而胜忧愁，如喜怒过甚，伤于心肝，大喜坠阳，怒则气逆，每易伤胎，以清心平肝之品，再以恐激之，以悲胜之。古人以黄芩、白术，为安胎圣药，因于热甚伤胎，苦寒最宜。或劳苦过度，脾元大伤，甘补最合。脾伤热炽，则八脉不振，未能载胎。安胎大旨，因气虚下陷者，参术并投，佐以升、柴、姜、枣。血虚者，地斛之中，参入龙、牡、党参。气能生血也,血能载胎。寒阻者,芎归之剂,合入桂水炒白芍、甘草、红枣等。热甚者,芩连并用,佐以地冬。至劳伤者,四君加糯米、红枣。《经》以劳者逸之,虚者补之。因外感者散之,佐以保护胎元,以客者除之。因梅毒者,仙遗粮煎和五宝丹,辛凉佐以苦寒。因犯房劳者,镇纳下焦而育真阴,收敛八脉,以和肝脾肾。因恼怒者,以平肝敛阳之剂。服后均不可仰卧,再以四诊为标准,使气得内守,血得内荣,如斯则胎元固而诸病除,何小产难产之有哉。

(《绍兴医药月报》1925 年 1 月)

胎动下血治验

孙右卿

关姓妇人年二十三岁,癸亥冬月十六日,伊夫来寓延,余往诊,意甚殷情,甚急。余诘其何病,曰三个月娠妊,因移挪菜缸,努力腹痛,胎觉不安,渐次下血。昨在某堂某医(不扬其名)处问方,原方列后。

生芪三钱,根朴三钱,羌活钱半,酒芩三钱,艾炭三钱,砂仁三钱,枳壳三钱,菟丝三钱并当归四钱,阿胶三钱,川芎三钱,甘草二钱。

引用生姜三片,水煎服。

方中注有保产字样,遂诘其现状如何。病者自述服第一煎身体烧热,腹更大痛,血更大下,肢体脏腑俱各不安,难受的很,二煎未服因转先生云云。余察其脉象滑疾,不致离经,遂用当归汤加减。

当归三钱,杭芍三钱,川芎三钱,子芩三钱,腹皮钱,炙草二钱,坤草三钱,艾炭三钱,三漆捣钱①。

清水三杯,煎至七分温服。

十八日晚伊夫又来见,余问,曰前日所服先生之药甚佳,现不但腹不痛

---

① 三漆捣钱:"三漆"即"三七",此处应为"三七一钱(捣)"。

血亦不下,身体适和,似乎愈矣。惟彼时心觉发热,忽尔吐血盈碗、头晕等症作焉,因按瘀血上攻,遂施方批明瘀血未化,挟火热而上犯阳络所致,倘若不治,血不归经恐胎仍属难保,方用:

会藕节二两,降香钱半,丹皮二钱,川连钱半,枯芩三钱,二蓟炭五钱,生地五钱,当归三钱。

清水三大杯,煎七分温服。

服后诸病痊愈,迄今无恙。

妊娠伤胎腹痛下血则一胎已堕与未堕治法则异试分别详言其理

贾鸿儒

按妊娠伤胎腹痛下血则一,而胎已堕与未堕,治法判然两途。盖胎未堕而下血者,伤胎而胎不安,宜顾虑其胎而不可轻去其血,以胎如舟而血如水,水去舟亦与之俱去矣。胎已堕而下血,宜散其瘀,不可重伤其气,瘀散而新自生。气伤则血无所依附,以血既脱,血室空虚,其所存者惟气耳。又宜先顾虑其气,昔人所谓血脱须补气,阳生则阴长也。治之之法,胎未堕而血先下者,用佛手散加阿胶、蕲艾、杜仲、续断、白术、条芩之属以安之;若因气血过虚,以致伤胎欲堕者,用十全大补汤去芩桂加续断、砂仁以补之;若因跌扑筑磕伤胎欲堕者,用芎归汤逐污养新合益母丸以调之;若暴怒伤肝,房劳伤肾,以致胎欲堕者,用逍遥散以达木郁,地黄汤以滋肾水;至若胎已堕而暴血不止,显呈贫血之状,将陷于危境者,急用独参汤之大力峻补,立挽狂澜。以有形之血不能速生,无形之气所当速固;又胎已堕,恶血瘀滞不行,腹胁胀痛,急用回生丹以逐其瘀,瘀去新生,病自霍然。此胎已堕与未堕之正法,医者须当别也。

保 孕 须 知

张秉初

妊娠之胎，养于母血。胎有不安，母体之不健也。胎系母腹，母体固，则根深蒂固。饮食不足以妨之，外邪不能以伤之。然孕每至三五月间，常发有恶阻胞阻至恙。胚胎初成，母方受蚀故也。寻常安胎，世多以白术、黄芩为圣药。若少妇胎热，投之固宜；中年受孕，徐娘半老，芩术无效者，必将束手无药矣。

鄙人目击时艰，见夫半老受胎，多有腹痛疼之苦，因而半产漏下者，比比然也。究其故，时届中年，精血渐衰，器官渐惫，一经胎蚀，更形不足，非借药力维持之，莫不酿成小产之惯矣。陈修园所以载丸以多服为贵，非一剂骤能成功。况未备之于平日，安能采办于临时？

因阅方书，集成一方。以问世，累用而累获见效。倘遇胎动之甚，能煎药得及，虽见红而犹可挽回。且儿受药培，产下无虞其关锁。予已用之有年，尚私于己，当此打破秘传，学术公开。何容据为私秘，不惮故陋，谨录其方以布露焉。

白术六钱，巴戟五钱，菟丝三钱，蕲艾四钱，续断三钱，当归二钱，北黄芪五钱，陈皮钱半，茯神三钱，附片五钱，半夏二钱，益母草二钱，淮熟地三钱，益智二钱，炮姜三钱。

炙黄酒温服。

胎孕之坚固，全需带脉之束约，与夫肾中水火温养之力也。盖带脉适当腰腹之间，应脾肾之部位。前束任脉，后束督脉，以箍迎周身，为胞胎之锁钥。人当中年以后，肾脾不健，精血渐衰。受孕三五月间，每形腹痛、腰痛，岂非脾肾虚馁之候乎？不善治之，恐从腰腹痛而下血，则胎系损伤，带脉解而胎下坠矣。方中白术、益智，大补脾肾以温带；附子、熟地，大资水火以养胎；提血上行在归、芪，无虞其下陷；驱痰下走惟陈半，不虑其伤脾；

续断护胎系之不断，则根深蒂固；菟丝滋肝肾之淋液，则养阴足充；他其茯神安心气，巴戟理肾精，母草行血无凝瘀，则流通活泼，奇艾苦温暖子府，则温度生春。

药止十余味，五脏同输灌。调燮阴阳，母健子相。又安有半产漏下之可虑乎？或有因外邪而伤胎者，须先去外邪，然后此方无误。

（《杏林医学月报》1932 年 4 月）

半 产 说

赵瑶光

半产俗称小产，多由气血亏损，不能养胎，胎元不固，未熟先落。故仲景曰：寸口脉弦而大，弦则为减，大则为芤，减则为寒，芤则为虚，虚寒相搏，此名曰革，妇人则半产漏下是也。吾尝诊乡邻黄氏，年廿六，每孕后两月，则觉腰痛腹紧难忍，随即经至胎堕，历有数次。既而孕将两月，状又如前。其夫言于余，余曰，姑视之，乃至其家。观其体瘦弱，舌根薄白，脉象微细。推其病源，乃是血亏精竭，不能固摄而致下堕也。拟用当归六钱、熟地四钱、黄芩三钱、生地四钱、白术四钱、茯苓三钱、杜仲（盐炒）三钱、故纸（盐炒）三钱、白芍二钱，煎服一剂即平。连服数剂，安然无事。此尤足证半产之由于气血亏损矣。惟疾病之因，每相对待，故有属于虚者，即有属于胎元积热者，亦即有属于色欲下慎、跌扑闪挫而致者，不可不辨也。又正产如果熟自脱，半产则同生摘，破其皮壳，断其根蒂。故半产之重要，倍于正产。亦有胞衣不下、恶露不下，宜当归汤、泽兰汤、生地黄汤等治之。有下血不止、下血过多而身热，宜人参黄芪汤、圣愈汤、保元汤等治之。专赖补形气、生新血、去瘀积，随症消息，加意将护，俾免他疾耳。

（《中医世界》1933 年 10 月）

妇 科 医 案

黄子灵

（一）怪胎

汕头新兴街，怡和昌号内，黄科榜君之妇，三十余岁。小腹痞块如球，正卧则流拥胸次，转左则堕左方，转右则堕右方，若球在腹翻动。经停三月，呕吐亦三月，食入亦吐，困甚，脉微弱而涩。其夫云，前年亦一次如此，他医断生怪，用攻破之药，果下一物如球，今可再下否？灵曰：如生活怪，则无须人动，亦能自动。溯其症状，必系真胎。由于体质素弱，肾命衰微，子宫无摄力，不能紧系胞胎，当先降逆气而安胎元。

半夏茶四钱，潞党四钱，茯神三钱，冬术二钱，炙草一钱，故纸一钱，当归二钱，艾叶一钱，菟丝三钱。

服二帖，吐减十分之八，腹球不甚动，脉弱不涩。拟补气血，兼助胞宫。

潞党四钱，茯神三钱，冬术二钱，炙草一钱，半夏茶钱半，故纸钱半，菟丝三钱，艾叶一钱，熟地二钱，当归三钱，北芪三钱。

服六七帖全瘥。逾十月。果举一男。今已三岁矣。

（二）滑胎

同宗东庠君之妇，有孕三月必堕，已二次矣。殊料堕后，精神日困。兄弟均业医，自为调治，病忽变剧，邀灵治。脉浮细疾，舌绛颧红，神糊气短，昏昏而寐，形体虽胖，内质虚空。气血充足则胎元安固，滑胎者如病果辞柯，果既枯萎，柯亦非荣。况堕多次，冲任大伤，坠后又调治失法，宜其变症蜂起也。

北芪五钱，党参二钱，当归三钱，鹿角霜四钱，原附二钱，山萸二钱，炙草八分，朱茯神三钱。

服二剂神清，脉不浮疾。药下咽后，觉有一阵药气，由脊上升入脑。脑髓不足，故呈斯象。脊属督脉，贯通于肾，精由气血之所化。来源既伤，何从得精，上充于脑，当补气血，接济来源。

鹿茸钱半，党参二钱二味（另炖），北芪四钱，当归三钱，山萸二钱，枸杞三钱，龙骨五钱，首乌三钱，茯神二钱，冬术二钱。

服数剂全愈。灵曰：以后有胎，当预先调治。庠君颇矜，似不信。后有胎三月，果复胎动流红。自治益剧，急请灵治，谓每窥先生为人治胎漏，投胶艾四物汤而效。尝拾汝法，为人治亦效，奈何施之内拙不效？盖医当按证索方，不可执方就病。今据述症状，未诊其脉，已知其病，为气脱不足以固胎，开方与之。

北芪八钱，党参二钱，当归三钱，艾叶钱半，炮姜钱半，菟丝四钱，黑地榆三钱，黑荆芥二钱。

服二剂，胎安红止。续进四君汤，调补善后。

（《中医世界》1933 年 10 月）

胎动之诊断及治法

张赞臣[①]

妊娠期中，或因怒动肝火，或起居不慎，或跌扑闪动，或因房事动扰，则腰痛发热，胎动不安。胎动甚者，可验其舌色面色。如面赤舌青，知胎已伤；面青舌赤，母伤子存；面舌俱赤，母子无妨；面舌俱青，如口吐白沫、唇口色紫者有立亡之虞。此种情形，大约于受伤后见之。平时胎动，防其堕胎，用大熟地三钱、酒炒白芍一钱、川芎三分、阿胶一钱、归身一钱、茯苓钱半、土炒白术一钱、炙草五分、艾叶五分、砂仁五分。重者人参、杜仲、川断、桑寄生、黄芪党参，俱可随证加入。若怒动肝火，本方加柴胡山栀。若风寒相抟，本方去熟地加苏梗。势重证杂，要以延医诊治为是。

（《医界春秋》1933 年 11 月）

---

① 张赞臣(1904—1993)：名继勋，晚号壶叟，沪上名医。早年创办《医界春秋》杂志，著有《中医历代医学史略》等书。

小 产 验 案

缪倬云

申港街西,江兆耆之母,怀胎三月偶于古历三月十五日迁移,重臼时及黄昏,忽至小产血下如注,顷刻半桶,随即延医调治,反增翻唥,十六日余因事自靖江返里,请往诊治,面色淡黄,二目无神,身如火燥,脉乩细数,舌苔光绛,心跳神昏、全家惊惶,熟坐含泪,问之虽增翻唥如呃,而恶露如何?伊曰:多甚余曰:虽至可免血逆矣,但最恐者夺汗耳!周身之所以如火烁者,《内经》所谓血虚生内热也。尚有性命之虞,遂排清虚火。降瘀血至十七日上午不闻消息,余以相识往观动静,但见彼家咸欣欣然有喜色,而相告曰:一药全愈,再造之恩,何以报称。余曰:人病不可不细察也。病愈之恩,不可不忘也,爰将重危之病,一剂之方,以登报端。

京玄参一两,鲜生地六钱,茺蔚子四钱,新红花二钱,潞党参二钱,细川连一钱,大生地四钱,金当归三钱,桃仁泥三钱,蒲黄、阿胶一钱,法半夏一钱,鸡蛋一枚(冲黄)。

(《光华医药杂志》1935 年 6 月)

胎 漏 之 研 究

沈愚如

《内经》曰:"冲为血海,任主胞胎。"故以八脉归重妇女,良以妇女胎前、产后、经信有密切之关系,其督、带、阴阳跷维各脉,均与血海胞胎亦有间接之攸分也。古人每以血海胞胎病,责诸冲任者,良有以也,况八脉又丽于肝,隶于阳明,以阳明为生血之源,而肝乃藏血之脏耳。故阳明、厥阴之病,间接直接影响于八脉，以致产前、产后经期三则，发生不自然之变态，此乃妇女之特性，亦生理之异象；然非今日科学所能了解此玄妙者也。今不究其经期如何？产后如何？余所欲论者，厥惟胎漏一症，夫胎漏为妇人怀孕期内，子宫卒然下血者是也，方书子宫之下血，有腹痛而下，有不腹痛而下；腹痛而下者，谓之胎动下血；不腹痛而下者，谓之胎漏下血，下血虽同，而其原则有别也，《千金》名谓胞漏，亦此症也，然与仲景之胞阻及癥痼下血不同，并与受孕后经水不断之缴经者又不同也；一则属虚，一则属实，实者，病由所因，虚者，原由不固也。所因者治其因，而血可止。不固者，固其血而血自治，今何以古人治此症，并不以固补及安胎顺气之法治之，而以凉血止血等为疗之，何也？缘以胎漏之血非气不摄血，乃冲任胎中之血分有热使然耳。故《千金方》妊娠下血，谓之漏胞，用生地黄半斤，清酒三升，煮三沸，绞去滓，服之无时，能多服佳，崔氏取鸡血和药中服之，又妊娠下血不止，用干生地捣末，以三指撮许，酒服，三服可瘥，又方干姜二两，干生地四两，二味治下，筛酒服方寸匕日三，张石顽注，"漏胎而用地黄必酒煮，绞服，方无瘀积之患，若妊娠气血本虚，助以鸡血，尤为得力，若脾气素弱，不胜阴药，润下者。为散酒服，以缓图之，若中气虚寒，难以克运者，须配干姜以鼓地黄之性，则安胎止血两得其宜矣"。朱震亨拔萃方治妇人胎漏下血，用生地黄、熟地黄等分，上为细末，煎白术枳壳汤调下二钱，食前服，又方无故卒下血，用阿胶二两，蛤粉炒成珠为末，生地黄半斤捣取汁，上以清酒三升将二味搅匀，温服，分三服饮之，《济阴纲目》及《医宗金鉴》均认为血分有热，咸以四物汤加阿胶，重用生地，或加栀、柏以清热止血为主要工作，若辄以血脱补气，用之太早，反助其热，则血愈不宁而妄行矣。故非具有可用之证时，不佞以为不可轻用，当以清血止血之药为宜，使冲任血脉得清凉而凝固不漏，宁非胎漏之良治哉！盖胎漏系母体血管兴奋太过，因而破裂穿出胞外，便有子宫下血（即子宫发炎，亦即血得热则行之意）。又非胚胎血管之胎伤下堕者可比，女科胎前产后经期之所以不侔普遍者，殆于女子属阴，以血为主欤！管见所及，未识同志以为然否，尚祈教政。

滑　胎

胡世珍

主笔先生大鉴：启者，鄙内子廿一岁时，身体稍亏，受孕八个月，忽患小产，又廿五岁受孕后，常服安胎药品，多剂无效，照前八个月，又患小产，旧岁时受孕后，不时头昏，精神困苦，乃服清凉安胎药剂，无效，后至八个月，忽患寒热往来，后二日间又患小产，照前二次受孕月数相同，现年廿八岁，已患三次矣。旧岁生产时，身体如常，即服生化汤，后一日，又复寒热，忽然昏迷不省，万分危急，瘀血不下，腹大如未产之前相同，诸药服之，毫无见效，后经西医注射多次，并服凉药等约二日之久，方能惊醒，精神稍好，面色微红，唇红舌黑，后服洋参、麦冬等药，暂为更好。至今年四五月间，身体总不能复原，精神困乏，不时头昏眼花，大便亦不坚结，乃小便短赤，时有逆气上升，喉内作哽，腹内作响，兼之白滞，面色黄白，饮食减少，凉剂服之，颇有见效。后遇友人望其色，询其病云，此病不可多服凉剂，此血热之病，大便不调，皆血燥之过，白滞乃湿所生，后用四物汤加白术、茯苓、莲肉、仙茅、附桂、吴萸等，服之颇好，至今似有孕矣。素闻国医诸高明先生，济世救人之心，祈赐下良方，并示何症，则感德无既矣。专此，敬请撰安。

覆

世珍先生：令内屡经半产，此名滑胎，现已受孕，可急用资生丸常服。

（《光华医药杂志》1935 年 10 月）

妇人漏胎之我见

何伯贤

胎藉气血然后长养，有饮食不节而伤气血；有烦恼忧愁而伤气血；有跌扑损伤而伤气血;有寒凝热滞而伤气血。气血少伤,怀胎而下体漏红,便名漏胎。若不早治,恐有堕坠之虞。即治之不审其因,亦有堕坠之虞矣。何则,今之妇人,多有漏胎之症,出乎此者固多,然不出乎此者亦不少,招摇过市,妖冶成风,采萧采葛,常有堕胎、漏胎之闻。此墙茨不可扫,丑言不可道也,间有深闺内阃,虽守房帏,俾画作夜,纵情恣欲,虽无饮食之伤,更非损跌之患,亦每有漏胎者。其奈屡动子宫何哉,古人节欲安胎,言非欺我。

(《杏林医学月报》1936 年 8 月)

妇人科最多见的几种病症(节选)

徐伯元

小产

小产亦称流产,妊妇在二十八星期(七个月或八个月)以前,未及期而产者,皆谓小产,盖胎儿尚未能在子宫外营生活而分娩也。

(原因)甚多,① 外伤及跌仆堕下,剧烈之运动,两手高举,携取重物,滥行房事,七情感动,精神受刺激惊骇等。② 母体有梅毒,疟疾之寒战,发高热,急性贫血等。③ 胎儿死亡或畸形。④ 子宫各种病症。⑤ 足以堕胎之药物,如麦角、芦荟、盐规等。

(症状)先为小便频数,少腹感觉压重堕下,初则漏红,(点滴状出血)后则阵痛,出血益甚,大概受孕未满一月即堕者,与寻常经来无异,仅感微痛耳,卵与血块俱下,实难觉察,即称暗产。

两个月至三个月者,血来甚多,痛亦加剧,所下之卵,已有膜包裹于外,恶露亦不易断。更有全流产与不全流产之别,如卵膜完全排出。

(《国医导报》1939 年 11 月)

【本章按语】 ┈┈┈┈┈┈┈┈┈┈┈┈┈┈┈┈┈┈┈┈┈┈┈┈┈┈┈┈┈┈┈┈┈┈┈┈┈

在中医学中,一般将妊娠期阴道少量出血,时下时止,或淋漓不断,无腰酸腹痛者,称为"胎漏";伴有腰酸腹痛,小腹下坠者,则称为"胎动不安"。此二者皆属于先兆流产范畴,如若调摄不当或疏于治疗,则可能发展成为堕胎小产。妊娠12周内胚胎自然殒堕者,称为"堕胎";妊娠12～28周内胎儿已成形而自然殒堕者,称为"小产"或"半产"。现代医学分别称为"早期流产""晚期流产"或"早产"。

本章主要论述了胎漏、胎动不安及堕胎小产的病机、证治及病案等。共选取了民国期刊内的相关文献14篇。

关于胎漏、胎动不安的诊疗,民国医家除常规起居不慎、跌扑闪动等病因外,尚提出了进一步看法。如何伯贤在《妇人漏胎之我见》中提出了"房劳致漏"的观点;沈愚如则在《胎漏之研究》中提出了"血热致漏"的辨证特点,并例举了孙思邈、朱丹溪从血热论治漏下的具体处方;另外张赞臣亦在《胎动之诊断及治法》提出了由舌色面色对比来评估预后的方法,值得借鉴。

关于堕胎小产之机制,民国医家亦是众说纷纭。有从跌仆外伤、房劳药毒、六淫七情等常规病因论述,如徐伯元之《妇人科最多见的几种病症》;也有从脏腑按月司胎理论出发,讨论堕胎之损伤,如史介生之《论半产之原因》。而贾鸿儒之《妊娠伤胎腹痛下血则一胎已堕与未堕治法则异试分别详言其理》一文,更是详论胎堕与未堕之中医病机,并分论各情况的治疗之法。

至于治法,张秉初于《保孕须知》中提出"胎孕之坚固,全需带脉之束约,与夫肾中水火温养之力也"的观点,并自拟一方以助带脉,护胎系,温肾健脾。而杨燧熙在《孕妇诸病之原因甚则流产难产及预防并治法论》则提出以生活调摄为主的安胎方式,可谓秉承了"上工治未病"的《内经》思想。文中尤其提到孕妇当"小为劳苦"使"筋骨柔软",与现代健康孕妇可适当运动以减少孕期水肿、关节痛等的观点相一致。另外,其七情损伤后以情志调情志的治疗方法,与现代心理治疗相似,于后世医家有很高的借鉴意义。

而《胎动下血治验》《小产验案》《妇科医案》《滑胎》《半产说》诸篇中,皆记载了当时民国医家于胎漏小产等证的有效治疗案例。其中症状记载详实,用药理法清晰,是当时不可多得的学习资料。

妊　娠　恶　阻

论　恶　阻

王纯伯

　　孕妇恶阻一症,有谓由于瘀血窒塞胃口所致,有谓肝阳上逆所致,有谓由于禀受怯弱,有谓由于脘有风痰,要皆据一家之言,执一己之见,均不足为后世法也。窃谓肝为藏血之脏,妇人未孕以前,血由肝脏循冲任而入血海,血海溢则泻出,自无壅滞之患。即孕则月事停壅以养胎,而一二月之胎儿,不能食尽母血,供过于求,于是停滞肝经,肝因之而膨胀矣。肝强制脾,木来克土,所以有呕吐恶心恶食之现象。且肝属木而味酸,所以有嗜酸之现象。《经》云:诸风掉眩,皆属于肝,所以又有头眩之现象。况恶阻一症,妊娠十九有之,岂妊娠十九之中,皆因胃气虚或有风痰等症而致恶阻乎?假使无气虚风痰等因,则妊娠亦无恶阻之症乎?盖因风痰等症而致恶阻者,间亦有之。若谓皆由风痰等症而致,则绝对不可。总之妇人平日脾气健旺,则妊娠之时,肝自不来侮土,亦无恶阻之症,即俗所谓胎气好也。

(《医学杂志》1923 年 2 月)

治妊妇呕吐法

邓源和

　　妊妇呕吐,其原因近时学者以为妊娠中生产一种毒素,抑留于体内而起,或谓自妊娠子宫所起之刺激,反射的使消化机起发酵腐败变化,因之而生之产物,吸收所致。故轻者尚能服药而愈,重者虽服各种药剂,终不获效。记者对于服药无效时,用 cocaine[1] 液,浸渍于棉纱,制成棉球,令病人自塞入于腔内。其效卓著,兹录诊病簿中。历来所诊之呕吐妊妇,用本法治愈之时日,分列于下。

(1) 食后呕吐者二十四人,平均用本法五次(每日一次)全愈。

(2) 呕吐不关食物,而时常呕吐者九人,平均用六次全愈。

(3) 吐物中含有血液,一食即吐者五人,用本法十次至十二次全愈。

(《德华医学杂志》1928 年 1 月)

女科学笺疏卷下

张山雷[2]

化痰

1. 二陈汤(《局方》)　治一切痰饮为病,咳嗽胀满,呕吐恶阻,头眩心悸。

半夏二钱(姜制),陈皮(去白)、茯苓各一钱,甘草五分。

加姜煎半夏、陈皮,贵其陈久则无燥散之患,故名二陈。

[笺疏] 此为治痰通用之成方。二陈化痰,人尽知之。茯苓本为疏涤痰饮之主药,唯市肆中物,皆是培植而生,故鲜实效。加生姜者,亦涤饮也。惟甘草甜腻,正是相反,此当去之。

2. 半夏茯苓汤(《千金》)　治妊娠恶阻,烦闷吐逆,恶食头眩,体重恶寒,汗出等症。

---

① cocaine:即可卡因。

② 张山雷(1873—1934):名寿颐,字山雷,江苏省嘉定(今属上海市)人,我国近代著名中医学家、中医教育家。张山雷博览群书,治学严谨,对经典名著能独具见解,阐发奥秘。毕生精力研究医学,著作宏富。著有《难经汇注笺正》《脏腑药表补正》《中风斠诠》《疡科概要》《沈氏女科辑要笺正》《脉学正义》《本草正义》《小儿药证直诀笺正》等著作近 30 部。《张山雷医案》由张山雷众多著作中记载的医案及临床手稿汇聚而成,以病为纲,分感冒、风湿、湿温、咳喘、癃闭、消渴等数十类,涉及中医内科 39 种疾病、儿科 4 种疾病、妇科 7 种疾病、外科 12 种疾病、耳鼻喉等科 4 种疾病。

半夏、生姜各三十铢,干地黄、赤茯苓各十八铢,橘皮、旋覆花、细辛、人参、芍药、川芎、桔梗、甘草各十二铢。

车氏只用八味去细辛、川芎、桔梗之升提、芍药之酸敛,尤为尽善。

上十二味㕮咀,以水一斗煎取三升,分三服。若病阻积月日不得治,及服药冷热失候,病变客热烦渴、口生疮者,去橘皮、细辛,加前胡、知母各十二铢;若变冷下利者,去地黄,入桂心十二铢;若食少,胃中虚,生热大便闭塞,小便赤少者,宜加大黄十八铢,去地黄,加黄芩六铢。余依方服一剂,得下后消息看气力,冷热增损方,更服一剂汤,便急使茯苓丸,令能食便强健也。忌生冷、醋滑、油腻(方论见恶阻门)。

〔笺疏〕恶阻皆气逆挟痰,甘地腻滞,必不可投。细辛升阳,惟胃寒者宜之,痰热不用。

3. 茯苓圆(《千金》)　茯苓、人参、桂心(熬)、干姜、半夏、橘皮各一两,白术、葛根、甘草、枳实各二两。

上十味蜜丸梧子大饮,服二十丸渐加三十丸,日三次。《肘后》不用干姜,半夏、橘皮各一两,白术、葛根止用五物,又云妊娠忌桂,故熬。

〔笺疏〕古人多寒症,故方中有姜、桂,非今人所宜。葛根升举胃气,亦与呕家相反,善学古者,必不可浑仑吞枣[①]。

4. 又方　此在《景岳全书》名竹茹汤,治孕妇呕吐不止、恶心少食,服此止呕清痰。

青竹茹、橘皮各十八铢,茯苓、生姜各一两,半夏三十铢。

上五味,水六升煮取二升,半分三服。

〔笺疏〕此乃热痰互阻,泛溢呕恶之专剂。

5. 橘皮汤(《千金》)　治妊娠呕吐不下食。

竹茹、橘皮、人参、白术各十八铢,生姜一两,厚朴十二铢(制)。

(《绍兴医药月报》1928 年 1 月)

---

① 浑仑吞枣:即"囫囵吞枣"。

恶 阻 论

俞修源

恶阻一症,有谓肝病者,有谓胃病者,有谓痰湿者,有谓体虚者,议论纷纭,莫衷一是。沈尧封曰,人身脏腑,本是接壤,怀妊则腹中陡增一物障碍,故现呕恶、眩晕等症。说理虽较明畅,仍逃不出"肝胃"二字,且未能发明尽致,爰申述之。凡妇人受孕后,胎儿藉母血而逐渐长大,子宫亦渐胀大,冲受压逼,其气上逆,则胃首当其冲。胃被冲挤,消化机能,因之以减。则辅助消化之胃酸,至此停留胃中,一被冲气上激,以致心泛呕酸。且胃为水谷之海,体既被窒,不能循序运化,则水聚为湿,湿酿成痰,头目眩晕、纳钝肢怠诸病,蜂然起矣。是恶阻病,其主因在胎儿初长,障碍冲脉,迫及胃部,诸家所论肝胃痰湿,乃成病之近因耳。故《金匮》曰,于法六十日,当有此症。盖六十日之胎气,正上冲胃部时也。三四月后,胎儿体量增重,重则下垂,始与胃冲无关,恶阻遂瘥。其后子宫高耸,压逼于膀胱之上,故四五月后之孕妇,往往有小便频数,或竟不通者,职斯之由耳,故恶阻症有停药自愈之说。明乎此,则知《金匮》竹茹橘皮汤、《妇科准绳》青竹茹汤、橘皮汤、缩砂散、《千金》半夏茯苓汤等之和胃消痰,利气平逆诸品,胥属治标之剂,非根本解决之方也。《金匮》曰,设有医者治逆,却一月加吐下者,则绝之。推其所谓绝之者,谓绝止医药,俟其自安也。如病家不肯绝药,则仿赵静初先生医话稿法,立疏气降逆、养胃安胎、清芬平淡之剂,如连苏饮加川黄草、淡竹茹(炒香)、鲜枇杷叶、鲜建兰叶等品,出入加减,总以轻剂渐渐收功,虽无速效,亦断不致贻害。盖因怀妊恶阻,本属妊妇之常疾,如过药伤胃,致现种种恶疾,转见心胸烦懑,恶闻食气,体重作痛,黄瘦倦卧,气息奄奄者,所见甚多。爰为发表拙见,以告世之患恶阻者。

（《绍兴医药学报》1928 年 2 月）

妊娠呕吐之治疗

天 德

妊娠呕吐，古医书或称之为妊娠恶阻。盖其轻者为恶阻，其重者则为呕吐也。妊娠呕吐，本生理现象，惟呕吐不止，谓之妊娠剧吐（hyperemesis gravidarum），是则为病理现象也。

妊娠呕吐，大率起于受孕之第一月，其时身体各部，除呕吐外，无他变象。故原有胃病之人，颇易与胃病相混。惟妊娠呕吐，多在清晨空腹时，与普通胃病证象，稍有别耳。

妊娠呕吐时，口淡无味，不思饮食。或嗜味异常，每食必吐，食管发痉，恶心不止，吞酸，吐涎，有时兼有胃痛。

呕吐甚者，流涎不止，口渴异常。甚重者，口中兼发异臭，舌干唇裂，痛苦不堪，小便中往往含有少量蛋白质，若示中毒现象。脉弦而数，全身感衰弱无力。

妊娠剧吐脱力太甚。往往昏惊。甚至于死。

普通妊娠呕吐，多无庸医治而自止，亦有止而复起者。但生理的居多数，病理的居少数。妇人剧吐不止，不必尽因有喜之故，亦有确为病发者。如脑部有病，如脑中生瘤，压迫呕吐中枢，如胃出门痉挛，如尿中毒等，皆能致剧吐。惟在医者，参酌病情，而详细辨别之，庶不致妄医误事。

向来妊娠呕吐治法，极多相传之效验方，几致汗牛充栋。其实即就确然有效者论之，多半皆心理作用，或生理上作用，到时其呕吐自止，殊不关药物丝毫之力。故妊娠呕吐，以不用药为最妙。惟遇妊娠剧吐，始须延医疗治，以免有误。

所谓妊娠剧吐者，其呕吐剧烈非常，无法可止。不但每食即吐，即在空心饿肚时，胃中丝毫无物，亦剧吐不休，至绿汁吐出，犹不肯止。以此点水不能下咽，因而虚弱尪脊，渐至困顿非常。此等剧吐，往往因脾胃有病，或饮食不调，而忽然自止；或因感情冲动，或大受刺激，亦能骤然自止；或用迷信方法，如吃符水之类；或由他人传授秘方等，因病者信仰之故，亦能忽然自止。此外惟望延至妊娠下半期，或能自止，否则非堕胎不能止吐也。其因剧呕大吐，遂致脱力，因而致死者，不甚多见。然此等恶性致命之妊娠呕吐，未尝不有，病家医家，皆宜注意。

孕妇呕吐之病源，此等剧呕之病源，或因胃病（如胃炎及胃痈之类），或因肾病（如慢性肾脏炎之类），其实皆属少数。其大多数剧呕之病原，仍在生殖器部分。如受孕之子宫倒折向后（如挛胎或胎水暴涨因而子宫膨胀之故，或慢性子宫涎膜炎，带下不止，或子宫颈生痈疡之类）此等生殖器部分。受病以后，则其四周繁密之神经系，亦受刺激而病，因而牵动呕吐之中枢神经，遂致剧吐不止，是谓感应呕恶。

按最新之研究，知剧吐之重者，皆因中毒之故。其毒生于胎衣或卵巢之黄体输入血中，或消化液中，遂生诸般病象。不但作恶剧吐，兼发黄疸及全身痉挛等。孕时娩时，以及初产后，皆不断有此种毒素发生。

此外又有一种理论，谓呕吐原因，固起于胎孕自身，但或者亦因神经受妊娠牵动而起精神上失常之现象，此等神经性之呕吐，每因厥症（虚思得厉）、神经衰弱症等参杂其中，而益加剧烈。

最近学者，据实验所得，谓因甲状腺机能失调所致，又有谓因胃中酸碱失节所致者。

最有功力之治疗，莫过去其血液中之化学物理的变化。但此事言之甚易，行之綦难。假使仅因甲状腺机能太弱之故，则不妨给以甲状腺制剂。法国医人喜卵巢黄体制剂，亦殊有效验。如因胃酸缺乏，则可用盐酸。至于奴佛客因及阿那虽信二药之麻力虽大，但仅可用之于胃涎膜兴奋过度之时。有时用小量碘剂，止妊娠呕吐极灵，其法以碘酒五滴，和入水二百个格兰姆（重量单位"克"）中，每服时取此水一匙，和淡水一大杯服饮之，每日三次，至有效验。皮下或静脉注射，宜用二十或五十 ccm（等同于毫升，后同）生理食盐水，每有奇效。或以五成氯钙溶液行静脉注射，亦能止吐。客氏（Kirstein）用十成食盐源液五 ccm 行静脉注射，每日三次，亦往往止吐。其他咨医，颇主张预服铁剂及钙剂，以预防剧吐发生。毕氏（Bismann）曾制一方，为沉降碳酸钙十克、磷酸钙五克、乳酸铁二克，混合之，制为粉剂，每日三服，每服一刀尖。除此等药物治疗法外，亦有专用心理治疗。及因信仰关系而收效者，故浅躁多愁之患者，用心理疗法，收效最灵。往往因环境之偶变，剧吐即自然而止。凡患剧吐之孕妇，其饮食质量，亦至有关系。其患轻者，其饮食可照常，重者宜限制进食，极重者宜完全废除。口食但用导剂，将食料滴入肠内亦可，由皮下注射生理食盐水以充其乏。然孕妇可以久饥无伤，亦可不必过虑也。

妊娠第四月，其吐即自止，因此时对于身中化学物理变化已习惯而相安也。但亦有延至分娩而始止者，不过其势较剧，不致困人矣。

（《中西医学报》1929 年 9 月）

恶阻之病理及疗法

刘云青译

于妊娠第一、第二个月，致来恶心或呕吐（vomitus matutinus）之事，属（40％弗伦德 H. W. Ferund，51％开列耳 Kehrer，58％疋那耳 Pinard，60.2％豪耳维次 Horwitz）有之，尤于朝起空腹时为然，其不来荣养障碍，且于妊娠前半期，自然消退，苟稍留意摄生即足矣。倘反是，由第三个月之交，亘其后半期，于食后立即发之顽固呕吐者，抵抗诸般之治疗，毫不镇静，全身荣养为之阻碍，遂见妊娠中绝。不仅此也，使母体生命就于危殆者有之，将此称为慢性呕吐或恶阻。

（一）原因

古来几多之学者，努力其阐明，纷纷诸说，迄今尚不知所适归。然于最近多数学者，以本症同如子痫，乃于妊娠中所形成之一种毒素，被抑留于体内，因而发妊娠中毒症，Schwanger's chaft stoxicose 之一种，看做至当，虽其积极的证左，今犹缺如。然非无确此事实者，即于恶阻患者之剖见所见上，于肝脏上，肝叶中心之肝细胞，认脂肪变性。又屡于肾脏上，认实质性炎症。

此等两脏器之变化,恰由于磷"克罗罗封"(chloroform)毒菌等之毒素,而起之中毒性变化相仿佛。故思恶阻者,亦因于何等之毒素而致来之中毒症者,为至当也。

而其毒素来自何处,抑观乎本症。若其时期早,因妊卵之排出,或胎儿之死亡,或卵遗残之除去等(疋克满基阿加利,Pick Mangiagalli)而治之事,则其毒素之根源,恐自妊卵,尤于绒毛表面(Syncytium 及 Langhans 细胞)发生者。其证左乃于绒毛增殖旺盛之葡萄状鬼胎之际,起恶阻者非常多。疋那耳(Pinard)氏谓于二十七例之鬼胎中,曾实验十九例之恶阻云,可以此推知之,又于双胎多者,亦同此理也。

法国之学者,菲由及摩利亚克、疋那耳、泡忒、几利克(Fieux,Mauriak,Pinard,Pottet,Chiric)诸氏,将恶阻之原因归于黄体分泌机能之障碍,不能中和生自绒毛之毒素之故云。

列姆(Rehm)氏以自卵子周围,生出所谓 syncytiolysin[1] 之毒素所致。故虽以卵子之一部分残留之时,亦有起呕吐症者云。

弗伦美耳,开列耳(Frommel,Kehrer)氏等,亦赞此 syncytiolysin 说。

底耳摩哉耳(Dirmoser)氏,基于妊娠子宫所起之刺戟[2],因而反射的于消化机,起发酵腐败变化,由此而生之产物,被吸收所致,故为胃洗涤、下剂等,有奏效者云。其他为由于肝脏机能之不全,而起之自家中毒者有之。

多田博士,于重症恶阻,征于其症状经过检尿及剖检之事实,乃如糖尿病、oxybuttersaure[3],azet essigsaure 等之中毒作用,即为 acetosis 者,可认为自家酸中毒云。

关于恶阻原因之学说。

1. 胃肠疾患说

(1) 胃黏膜炎、圆形溃疡、胃癌、与周围脏器之愈着、慢性便秘等。

(2) 胃之先天性及后天性形态并位置变常。

---

① syncytiolysin:疑为合胞体溶血素。
② 刺戟:应为"刺激",音近而误,后同。
③ oxybuttersaure:疑为氧酪龙。

胃至成人，仍存续其胎生期状态，殆取垂直位，幽门遥在贲门之下方，甚者有达于脐下者。于如斯者，则与小儿同，容易行呕吐作用。又同时多伴他脏器之畸形，或发育不全，或者于后天性为垂直位，及贲幽两门相接近，而呈系蹄状者有之。于如斯者，多于腹壁之弛缓者见之。然亦有因胸廓下部之持久性紧缚而起者(欧人之 corset，日本人之细带)而发胃下垂症者，则因内容排出之故，要胃壁之勤劳过度，且徒迁延消化，因而荣养遂自衰退，分泌力减少，偶逢妊娠，则易来呕吐矣。

（3）由于贫血症及萎黄病之胃肠疾患，此等为易来胃液分泌之减少，及易起消化不良。因而有此等疾患者，已于月经时，屡来恶心呕吐、胃痉眩晕或失神等。

2. **生殖器疾患说**

（1）子宫肿疡、周围之渗出物。此等因压迫分布于子宫之神经之故。

（2）子宫变位(前屈脱出等)、骨盘结缔组织之瘢痕性收缩。此等由于牵引子宫神经之故。

（3）子宫内膜炎、膣部糜烂及溃疡。此等乃子宫神经暴露而受刺戟之故。

3. **子宫血行障碍说**　妊娠子宫之血行障碍，于子宫犹在小骨盘内之时期，即自第一迄第四个月之间为最甚。而第五个月以后，则子宫出小骨盘，上升于腹腔内。以故与此同时，血行之障碍，亦自然消失。然恶阻亦通常始于妊娠第二个月，迨至第四个月终，至迟第五个月之初，即子宫上升于腹腔之时期，常为治愈。故子宫之血行障碍，乃与恶阻相关联可知。尤于妊娠后屈子宫，及子宫颈部之强韧，而多来血行障碍之时，则伴恶阻者多也。

4. **反射的神经说**　反射神经(reflex neurose)分布于子宫之交感神经，与分布于胃肠之迷走神经，通交感神经丛，而互相连续之故。于妊娠时，子宫壁之扩张，尤其过度之扩张，例如羊水过多症、葡萄状鬼胎、多胎妊娠等之时，则刺戟子宫壁之交感神经。此刺激反射的由迷走神经刺戟胃肠，因之惹起呕吐。

5. **神经症说**　于神经衰弱症及脏躁症(hysterie)者，屡来胃之机能障碍，已为人所熟知,利别耳忒氏、罗真他耳(rosenthal)氏等,以之为由于全身神经之衰弱。巴耳内斯(barnes)氏谓以神经动力之过剩云,阿耳菲耳忒(Ahlfeld)氏,卡耳天巴哈(Kalthenbach)氏,卡伊耳氏等,为全由于脏躁症云,而往往因精神感动,骤然有恶阻之全治者观之,则此等诸说,亦似非必不当也。

6. **维恩铁耳(Winter)氏说** 千九百〇七年(1907),维恩铁耳(Winter)氏为说曰,恶阻者,于其初期,虽为纯反射的神经症而起,然若于此时期不治,则来肝脏机能之障碍,因之而来妊娠毒素之停滞,由所谓自家中毒之故,遂来重症恶阻云。

7. **榊氏说** 榊博士以妊娠呕吐之大多数,乃发于胎盘构成期,其有无及轻重,关于胎盘比重之大小,即其实质之粗密如何者。比重益增加,从而呕吐亦益加强剧。据氏之检索,胎盘者,由于两性而异其大小粗密,男胎儿之胎盘,为比较的大而比重小,女胎儿胎盘,则与之相反。故呕吐者,女性胎儿时,较男性胎儿时易发云。

8. **其他泌尿器、呼吸器及神经系等之疾患**

(1) 泌尿器疾患:妊娠肾,急性及慢性肾脏炎等是也。但蛋白尿屡有续发于慢性呕吐者,故不可不注意于其鉴别。

(2) 呼吸器疾患:鼻甲介充血及肿胀(winckel)、喉头结核、急性肺结核。

(3) 急性黄色肝脏萎缩症(duncan)。

(4) 神经性疾患:多发性神经炎、结核性脑膜炎、脑肿疡。

(二) 症状

本症之症候,分为三期。

第一期。仅于食后催来呕吐,常有恶心流涎,反至嗜不消化物者有之,时伴眩晕及胃痛者有之,多来便秘。因之妊妇急剧羸瘦,感情陷于忧郁,渐就于委顿。

第二期。若更进行,则不关于食物之摄取与否,而呕吐频至。吐出物为胆汁样或玻璃样透明之黏液,屡放酸性之臭气。又来胃部之疼痛者有之,甚至厌食诉渴,口内黏膜干燥,齿龈被以霉状苔,舌面亦干燥而呈鲜红色,口内放恶臭,瘦削渐甚,腹部陷没,殆如枯骨。其他便秘愈加,脉搏频细,呼吸促迫,时见发热(三十九摄氏度①乃至其以上)者有之。皮肤发黏稠冷汗,尿量显著减少,往往含有蛋白质者有之,时或呈重氮化合物(diazo)反应。(Warzer)

第三期。陷于重症之时,则一般之反射机能,著明减退,有为呕吐减少,或全休止者。吐出物中见混血液,其至于此者,虽有时非无就治。然多数更进而来精神异常,或陷于人事不省,或发饥饿谵妄。往往于颜面及四肢之肌肉,起轻微之痉挛,又来黄疸者有之。倘至极期,则体温显为下降(三十五·八摄氏度),遂经长期之死喘期,于衰惫之余,终致死,时或于其死之前,来流产者有之。

(三) 转归

(1) 自然治愈。

(2) 妊娠中绝后之治愈。

(3) 妊娠中绝前之死亡。

(4) 妊娠中绝后之死亡。

(5) 虽于极重症者,不来妊娠中绝而治愈者,亦非无之。

(四) 预②后

豪耳维次斯(Horwitz)氏虽揭有百分之四十四之死亡率,然治疗得宜,多得全愈。一般关于预后者,为:

(1) 发病之时期。恶阻多如上所述,迄妊娠第四个月之终,或至迟第五个月。因得全愈或轻快之故,则愈近此时期而发病者,预后愈良。倘一般至妊娠后半期始发,或及于此时期,仍不见轻快者,则预后不良也。

(2) 脉搏。若达于百十乃至百二十以上,虽无他可认之恶征候,亦为预后不良。

(3) 发热。倘为三十八摄氏度以上,预后不良。

(4) 精神症候。若发谵语(第三期),预后不良。

(5) 吐逆。通常若减少,则预后可良。然屡于死亡前有中止者,故于衰弱甚者,不可以吐逆已中止之事为乐观。

---

① 原文为"度",今改"摄氏度",后同。
② 原文为"豫",今改"预",后同。

（五）疗法

（1）预防法。若妊妇为后屈子宫，则预整复之，又有便秘之习惯者，计以整调法为最要，又贫血者可治疗之。

（2）安静。恶阻患者，必要图身体及精神上之安静勿论矣。倘能收容于病院，与家族隔离，使别居安卧于静室，则效果著明。

（3）食物。选易消化而为流动性，富于滋养者。不可一时与以多量，必以少量频次分与之，又可以冰使冷却之食物与之。苟如斯为之，呕吐仍不止者，则以患者欲食之嗜好品（虽稍不消化之食物亦可）少量与之时，有由之渐次诱出食欲。至呕吐亦为轻减者，反是倘呕吐更剧甚时，时须全废食一两日，而后可使徐就流动食。若呕吐犹不止者，遂不可不藉滋养灌肠，以荣养之矣。滋养灌肠料，可从忒拉午别（Traube）氏为良，即处方：

1）牛乳 250.0①，陪泼通（pepton）60.0。

2）牛乳 250.0，鸡卵二三个，食盐 3.0。

3）牛乳 250.0，淀粉 60.0。

（4）便通。恶阻患者，以多便秘之故，可依浣肠或下剂（硫酸镁等）图通便之调整。

（5）而为药治疗法。从来虽使用者颇多，然有卓效者无。就中诸家所称用者为蓚酸锶（cerium oxalicum）、薄荷脑（menthol）、盐酸俄列克新（orexin muriät）、盐酸科卡音（cocain muriat）、番木鳖醇（tinctura vomica）、俄耳妥封（orthoform）、克罗罗封（chloroform）、碘（jodum）、碘醇（碘酒）（tinctura godi）、重碳酸钠（natri bicarbon）等。处方：

1）蓚酸锶 0.3～0.4，乳糖 0.5（分三包，一日三回，每回一包）。

2）蓚酸锶 0.3～0.4，盐酸科卡音 0.05，乳糖 0.5（为三包，一日三回，每回一包）。

3）薄荷脑 0.1～0.5［一回量，包于软胶纸（oblat），一日二回服用］。

4）薄荷脑 0.6，白糖 0.3，亚拉伯树胶末（pulv, gummi arabicum.）0.3，

---

① 原文无计量，后同。

蒸馏水适宜(为六丸,一日三回,二日分服)。

5) 盐酸科卡音 0.1,安替疋林(antipyrin) 1.0,水 90.0(每半时,乃至一时,一回一茶匙,Struwer 氏处方)。

6) 盐酸俄列克新 0.3～0.5(一回量,包于软胶纸,一日三回服用)。

7) 盐酸俄列克新 2.0,重碳酸钠 4.0(分六包,一日三回,二日分服)。

8) 利琐耳金(resorcin) 2.0,稀盐酸 2.0,纯糖浆 20.0,水 200.0(一日三回,二日分服)。

9) 碘化钾 6.0,碘醇(碘酒)六滴,水 120.0(一日三回,每回一茶匙,Hubert 氏处方)。

10) 克罗罗封(chloroform)20 滴,蒸馏水 100.0(一回二十滴,一日数回分服)。

11) 番木鳖醇 3.0,重碳酸钠 6.0,纯糖浆 25.0,蒸馏水 200.0(一日三回,二日分服)。

12) 佐伯氏以半夏为主,加以茯苓、干姜而煎出之,认奏效著明云(按:此方有特效)。

半夏 9.0,茯苓 4.5,干姜 2.5,水 200.0(煎剂,一日数回,二日量,温服之)。

13) 多田博士。基其原因,称用重碳酸钠水之注肠。

又以种种之镇痉剂,例如溴化钾(一日量 2.0,一日三回服用)、溴化钠、抱水克罗拉耳 chlora,一回量 0.5～1.0,注入于直肠内、阿片、吗啡等使用之。又有依溴化钾之灌肠,可得奏效者。

14) 依生理的食盐水。林该耳氏液(Ringersche loesung)(盐化钠 7.5、盐化钾 0.1、盐化钙 0.2、蒸馏水 1 000.0)或罗开氏液(Lockesche loesung)(盐化钠 9.0～10.0、盐化钙 0.24、盐化钾 0.42、重碳酸钠 0.1～3.0、蒸馏水 1 000.0)之皮下注入,往往收卓效者有之。此乃适于促进新陈代谢,中和自家之毒素。对于体液亡失或血液变化之补足等目的也依此同样理由,以多量之生理的食盐水,日日行肠洗涤,而有奏效者,又在衰弱甚者,可施以赤酒,或孛兰地酒(cognac)之直肠灌注。

15) 其他依健康妊妇之血清 15～20 立方厘米(centimeter),或同量之马血清(R. Freund, rissmann)为皮下注射,得好果者有之。又依卵巢乃至黄体制剂之注射,而为奏效者有之。又检查胃液,由其反应,于酸过剩者,投以碱性(alkalie)健胃剂,反乎此时,与以酸性健胃剂,有因之而奏卓效者。

(6)胃部。于胃部施以冰囊或温罨法。又贴芥子泥,或置水蛭,或通电气,又腹部之按摩,又时施胃洗涤,有奏效者。

(7)子宫。位置异常者,整复之。若认腔部糜烂,可以硝酸银、氯酸木醋或氯化锌(盐化锌)腐蚀之。又有施子宫膣部之乱刺者,科陪满(Copemann)氏,偶然于恶阻患者,试人工流产,以手指行子宫颈管之扩大而流产之目的未达,反于翌日,呕吐轻快,遂至全治。尔来虽称为科陪满氏法(Copemannsche verfahren)对于恶阻,行颈管扩大,然常非有效者也。

(8)暗示法(suggestion)。时奏卓效者有之,尤于有信用医师之治疗为然。

(9)人工流产。若如上之疗法,毫无效,而衰惫益加之时。虽终不可不行人工流产或早产。然择其适应之机,颇属于难事,今犹未得。捕捉一定之标准,大约看做第二期末之症状,即脉抟常算 120 以上、体温亦上下于三十八摄氏度、头痛益加、发来耳骚鸣、脑症状亦将至之际,则可行之。倘失此期,则母子遂不可救矣,尤于已发脑症状(精神异常)之时,虽行人工流产,亦殆无效。然不论于何时,若认人工流产之要者,必将之谋于同僚,得其同意,而可断行之也。

(《中西医学报》1930 年 6 月)

恶　阻

芸　中

孕妇恶阻者,谓恶心阻者其饮食也。大抵起于怀孕四月以内,潮起呕吐。此因受胎后月不行,血液壅于胎盘,以激子宫收缩,致反射于胃神经,而起呕吐。故晨起宜先进饮食,或可减免呕吐,因食后血多往胃,以助消化,则减少胎盘内所壅之血也。

(《自强医刊》1930 年 7 月)

恶 阻 治 法

张植林

　　妇人初妊经尚未停，即呕吐恶食，名曰恶阻，为表示有胎之一种特征。其原因，属生理上变态，亦有兼夹病理者。盖胎气上冲，胃神经起反射作用而异常，故呕逆择食。或素有火则喜食凉性咸物，或素有寒而喜酸温，此乃生理上所发现象。若痰饮阻遏，及肝经气郁，而因胎诱起者，则为病理，不可不详细审察也。恶阻症状，除呕哕择食外，尚觉头晕疲倦，间有寒热。其轻者不兼他病，数日即痊。若重而兼上述病理者，则须相当疗治，不得拘守勿药。且恶阻大都成习惯性，首次疏于调治，后每怀甲，必现此状，且甚于前。余尝以苏叶二三分、川连三四分，加生姜煎服，颇获效果。有痰者，加制半夏、白蔻仁、制川朴等；兼肝气者，加吴萸、醋柴胡、旋覆、广皮；胃经有火，则用黄芩、山栀、麦冬、杷叶、竹茹；中脘湿滞，则施枳壳、苍术、砂仁、麦芽、香附。总之，体质强健，虽阻不重。素禀虚弱之人，则既重且难速愈，常有延绵数月，不思饮食，羸瘦倦乏，娩后母体固伤，儿亦怯弱也。

（《医界春秋》1933 年 4 月）

妊娠恶阻治法

郑连山[①]

　　妊娠恶阻，用伏龙肝（即灶心土）五钱、稻根须一撮，每日于晨间煎汤饮

<hr />

　　① 郑连山（1908—1969）：主任医师，江苏苏州人，系吴中妇科世医之第 11 代传人，父燕山公为姑苏妇科名医。郑氏继承祖业，深得技要，弱冠悬壶，应诊者络绎不绝，时称"苏州乐桥郑氏女科"。1956年为苏州市人民路联合诊所主任，1958 年任苏州平江联合医院副院长，1960 年调任苏州市中医医院妇科主任。1963 年被列为省名老中医。郑氏行医 40 年，精于胎产经带病，尤擅调经种子，临床检视细微，诊断正确，立法严谨，处方周密，疗效显著。

之,其吐即差。

（《神州国医学报》1934 年 9 月）

妊娠呕吐病理

顾昕白

妇人于妊娠之时期,每起恶心呕吐,是为妊娠呕吐(即所谓经脉不行,浊气上干清道,以致中脘停痰,眩晕、呕吐、胸膈满闷。名曰恶阻者,是也)。因子宫反射的刺激,乃由于延髓神经之亢奋,而传命于胃壁之运动神经(迷走神经)及腹筋、横膈膜神经。其起始发全身不适、倦怠及恶心。次则一回之深吸气,即闭锁声门,并起横膈膜,及腹筋之收缩运动,而幽门闭锁,贲门张开,胃之逆蠕动而起,遂吐出其内容物焉。剧呕吐之际,唾液及汗液分泌亢进也。

本病常起于妊娠前半期,早者起于妊娠八日至十四日,晚者迨二月至三月即发生,继续至四五月而痊。间有持续至分娩期始愈,因胎娩出,呕吐发然消灭矣。其轻重因人之体质不同,轻者唯早晨时,空虚之胃而起恶心呕吐。然一日或呕一二次,于食事直后,或数时间后而起,不害及妊妇与胎儿之营养,间有自然治愈。重者食后即呕吐,而渐次增恶,不食亦起呕吐。胃中无食物时,吐出胆汁样黏液物。更有绝余食,见食物即呕吐,甚至念及饮食物,亦起恶心呕吐。舌干燥,而呈红色,虽觉渴甚,亦不能饮一点水也。有时口臭,齿龈溃疡,体温升至三十九摄氏度。如斯重笃,妊妇则起剧甚之营养不良,他病亦随之而起,全身陷于概度之衰弱,脉搏细小频数,精神异常懈怠。此顽固之呕吐,甚险恶,妊娠中多见之,急宜以适当之治疗方法。

（《铁樵医学月刊》1935 年 2 月）

妊娠恶阻呕吐与流涎治疗之商榷

金冤禽①

司马子长称扁鹊闻邯郸贵妇人病带下,即为带下医,夫妇人病,岂止于带下欤,乃留心于妇人疾,盖慎且重也。第妇人疾病夥矣,经带产后,姑且勿论,兹就妊娠恶阻言之为同道一商榷焉。

夫已结婚之健康妇人,而偶发恶心呕吐者,辄先疑其为妊娠,是人人之所共知也。然妊娠与消化器之间,有发生密切关系,其呕吐原因,大都由于胎气恶心,阻其饮食者,亦有中脘宿痰气滞者,其他各部并无任何变化发生,惟觉肢重身懒,嗜好酸咸物品,及择食而食,或呕吐痰水等,此不过胃弱痰气阻滞之一证耳。甚有胃强体健之妇,一旦受孕,亦发生呕吐之现象,何也?乃冲任气壅,不足为病,迨数月后,自然痊愈,毋须药石也。根源由于脏气仅供胎气营养,无暇上逆,清浊既能升降,秽气自不得上壅,胃中又乏宿痰,更无所泛恶阻也。至喜食酸咸物品,盖人之受胎于肾,生化于肝,酸为肝味,咸为肾味,二脏皆供给于胎,肝肾不足,故喜酸嗜咸,以自救也。据东人云恶阻,以妊娠为原因,若除去妊娠,则恶阻自止。故妊娠中之毒素产生地,乃胎儿与胎盘也。因葡萄状鬼胎(胎儿死亡吸收消失)最易发强度之恶阻者,以脉络膜绒毛上皮细胞特多之故,而毒素之根源,盖在此也。其呕吐者,因受迷走神经之刺激,始发呕吐,然迷走神经中枢与大脑有联络,而迷走神经症状之受大脑影响,亦为事实。试以体质言之,发育不全型者,其神经系统,皆刺激性过敏,发生恶阻,亦特别剧烈,迷走神经异常紧张,必有易发之素因,非一切妊娠皆如此也。所谓素因者,迷走神经或大脑之刺激,感受性特别强盛,结果易罹恶阻,其疗法,不外除去大脑之刺激(避喧嚣臭素剂注射补罗加侬,或低减迷走神经之刺激,除去便秘,免胃刺激等法)是否奏效,诚难臆对。

---

① 金冤禽:金少陵笔名,民国十一年(1922)曾创办《庸报》。

吾国医对于此疾，疗法尚多，不外平肝补血，健脾开胃益气……然有效不有效者，不佞处方，每以芩、竹茹、橘皮、半反[1]、砂仁、黄连、元伏[2]之类，以伏龙肝和水煎药，应手者甚多，然后加以薏苡、淮药调理胃气得矣。按妊娠呕吐，乃特有之现象，治法与普通呕吐者不同，总之，知其病因，则自有准的也。

流涎，为妊娠期中所时见之现象，其量增加愈甚，患者亦愈苦恼，因唾液量竟达千分至千分六十之多。其经受二三回之妊娠，犹苦于流涎者，恒有之。唾涎分泌之亢进，多自妊娠三四个月始，亦可不治而愈，虽间有迟至妊娠末期者少，按此增加之唾液分泌，其一部由口内咽下而减弱其胃酸，更一部由口内流出。患者日夜苦恼，碍其睡眠，食欲锐减，营养亦因之不良，若单纯之本症而能起重障碍者甚少，惟屡与恶阻并发，则其状态极恶矣。此种过剩分泌之唾液，在化学上之成分与龋齿同，然亦不能引为定论。夫此唾液本有各种之唾液腺分泌而来，而其各唾液腺之神经支配，又皆不同，论其原因又与恶阻同，诸家之见解，各自异也。不妨以精神治疗及镇静为是，药之治疗，恐难收确效，即用药亦须时时更换也。

（《光华医药杂志》1935 年 7 月）

妊娠恶阻谈

金少陵

恶阻一症，古今贤达，议论纷纭，几使人如堕五里雾中，莫知究诘。夫恶阻者，乃胎元乍结，真阴凝聚不得上承，而虚阳上越，致发生呕吐、恶心、头眩、恶食等症。但阴结于下，阴脉当沉实而不当小弱，《素问》少阴动甚，亦是有力成搏击之状。姑证以阅历所得，必尺部有神，而后始敢信以为妊兆。苟两尺微弱，是未可任意武断也。而《金匮》乃谓阴脉上弱者妊娠，殊为费解，即谓六十日当有此症，亦觉太泥，而误读古书者，亦作葫芦依样也。

---

① 半反：据笔画简写习惯推断为"半夏"，后同。
② 元伏：此药不明，疑指"元伏花"，即"旋覆花"，取其降逆止呕之效，后同。

夫恶阻早者，珠胎乍结，才十余日，即有见证，其迟者，亦有发现于二三月后，甚有连举数胎而不知不觉者。大率强壮之体，发生此症，不数数见，至恶食、择食、呕吐等，皆柔脆者也，而治之应否，又各有眼光之不同。果尔，则三五剂，即有大效。不尔，虽具陈平之智、师旷之聪，终不能收效于丝毫，徒令病者多受痛苦。推原究极，是则本乎其人之性质，非药石所能匡济者，医者必不能自恃才力，可操左券。至停药一说，虽似有至理，其实停药而不能自安者奈何。盖呕吐纯属肝气上逆，纵无怒气激动，若本乎肝之诊断处方，庶乎有效。譬如开泄降气，化痰定逆，而以元覆斡旋乾运，参地固护真阴，更参以细辛以通中州阳气，则脾之消化健而浊痰自退，呕吐可平矣。或有用芎草二味者，觉升腻太过，大有可减之道。有谓细辛气味俱雄，古人以其直透顶颠，是升腾之势较之川芎殆将倍蓰。如谓眩晕呕吐，不宜于升，似当先除细辛，而后再议川芎，始为正法。余曰不然，考细辛质坚而细，气虽升而质实降，用以开中州郁窒而化痰浊，尚无不可。惟川芎形质气味，无一不升，呕吐非宜，可断言也，恶阻甚者，每每百药不效，有至八九月而渐安者，亦有直分娩而始平者，停药者有之，而亦未必皆安。据老妇经验谈，八十日当愈者，恐偶尔巧合，未必一概皆然也。若呕之甚者，反不吐呋，用乌梅丸亦佳，以酸收合苦辛，发中有合，斡旋机枢，含有妙理，呕字从区，正是枢关之失于运用，致有此症。余治呕吐，除此法外，尚有橘皮、伏龙等法，施之覆杯而愈，良非臆说，志之本刊，以供读者作参考之一助云尔。

（《光华医药杂志》1935 年 8 月）

孕妇恶阻验方

单伯图[①]

妇人受胎，至七八星期，每有恶阻之病，余乡俗名"孕妇拣口"。病之轻

---

① 单伯图：江苏一代名医，江苏名中医单健民之父。

者,饮食最喜味美(但有喜甘、喜辛、喜酸等之不同,此因平素之食欲喜恶而异),或见食则恶、神倦好眠、头眩口苦等证,延长约二三星期,渐就痊愈;病之重者,每恶心呕吐,甚至闻食则呕、头眩口苦、胁痛神呆等证。轻者固平淡无奇,重者亦颇可惧。余曾研究一方以试,初不意其神奇,后乃竟获其效,近数年来,治愈者不计其数,悉皆以此方增损者,今不敢自秘,爰登报公开,以与研究妇科学者,作一他山之石也可。

柴胡一钱半,制半夏三钱,瓦楞壳三钱,生黄芩二钱,赭石一钱,太子参一钱,鸡内金八分。

有他症酌量加减。

(《光华医药杂志》1936 年 2 月)

谈 谈 恶 阻

吴颂华

恶阻者,妇人受孕以后,二三月之间,时时呕吐者是也,考其原理,异说纷纷,莫衷一是。或谓受胎以后,胞门闭塞,脏气内阻,挟胎气上逆,则为恶阻。或谓妊妇体虚,血不养肝,肝气横逆,挟胎气上逆,则为恶阻……此种学说,似是而非,玄妙而不可从也。夫妇人受孕之后,月经停止,子宫充血,所以然者,乃供给养胎之需也。然而血液壅于子宫,何以能致呕吐?盖因下部充血,势必上部贫血,上部贫血,则胃脘蠕动迟缓,亦势所必然,因而消化障碍,稽滞于中,故不能食也。盖下部充血,则激动子宫收缩,而起反射作用,刺激胃壁之神经,而起痉挛,故令呕吐;然妊娠之呕吐,必甚于早晨者,殆因夜卧之时,体工专营于下,故下部充血益甚,则晨起时上部贫血亦甚,故孕妇之呕吐较剧于清晨也。此症虽属生理现象,为受孕之预兆,但不可轻视,若久久不愈,则有动胎之虞,且全身不得食物之营养,亦必将陷于衰弱矣。苟若因循不治,忘冀自愈,则必至浮肿衰弱而死,徒以一念之差,竟至牺牲生命,不亦大可哀乎。鄙人有感于斯,兹将本症之简效疗法及预防法,录之于后,俾同病者无沦亡之悲也。妊娠恶阻,于清晨未离床之前,须啜稀粥一碗,食后平卧片刻,或可减免呕吐。盖因食后血多往胃(以助消化),则子宫之壅血减少,无充血贫血之患,血液匀和,故能免也。若呕吐依然不止,则非药石不为功矣,所谓简效方者,即黄连二分,紫苏五分,用开水泡,徐徐呷下,则呕吐自止矣。斯乃吾师王慎轩先生屡试屡验之效方也,若再有罔效者,则可断为顽固性之呕吐,非速图适当之治疗不可,斯非本题之范围,故不克详述。如《金匮》干姜人参半夏丸、橘皮竹茹汤等,咸为止呕圣剂,选而用之,神而明之,是在临床时之活法耳。

(《现代中医》1936 年 8 月)

恶阻的新病理

新中医刊杂志社

据《美国医学会杂志》宣称,研究三十例妊娠期恶心及呕吐,得后面所载之结果:① 妊娠期恶心及呕吐,系由于孕妇对于妊娠期内黄体分泌反应过敏而起。② 注射黄体内泌素,逐渐递加剂量,可去除反应过敏现象,而使症状减轻或消除。③ 在妇女怀孕前,即可用皮内试验法,观其对于黄体内泌素是否发生敏感现象,而测知其怀孕后有无发生恶心之可能。

而日本医学博士石井硕,发表治例于最近《东亚医报》,以为妊娠恶阻,当属一种中毒现象,其中毒原因为细胞与血液之物理化学的平衡失调所致。谓治疗本症之根本方针,第一不可不专心图其恢复;每应用种种解毒剂排毒疗法,或血清疗法。曾治一重症恶阻患者,经注射细胞解毒剂——zellatmin①,得以使中毒现象完全解除,恢复常态云。

(《新中医刊》1939 年 4 月)

---

① zellatmin:泽拉特明,此药为还原型谷胱甘肽注射剂,解毒药。

妇人科最多见的几种病症（节选）

徐伯元

恶阻

妊孕之妇人，在受胎一个月后，至三个月中，恒发顽固之恶心呕吐，是名妊娠呕吐，旧称恶阻，俗谓病儿。其轻重每各不同，凡身体瘦弱，血衰及有心脏病、肾病者，大率较重，持久不止，每影响于营养及健康，母体胎儿，每同受其危。

原因：尚无确定，① 反射说——谓分布于胃肠之副交感神经系，与分布于生殖器及近接腹腔脏器之交感神经系，互相吻合，故因生殖器所发种种之变化之刺戟，直接或间接，由脊髓而达于胃，遂发生呕吐云。② 神经疾患说——一称与希斯的里病有关，一称神经兴奋过敏之妇人，或有慢性胃肠病者，每以刺戟而发强度之呕吐。③ 中毒说——此说最为有力，谓因卵巢之中毒，或起于胎盘，或肌落膜所致，卵巢因妊娠而月经性黄体发生中止，而化以妊娠性黄体，滤泡发生杜绝，卵巢机能不全，或称因黄体变化发生机能不全，解毒不全所致。

治疗：身心绝对安静，避去种种刺激及酸性饮料，宜摄取流动食物，并整理通便，近赏用卵巢荷尔蒙制剂，大有一试之价值。

（《国医导报》1939 年 11 月）

恶阻热证治验

张方舆[①]

王棠生君子妇，为荣楚珍二东次女，年十八，丁丑九月，初妊，患恶阻，盖

---

① 张方舆(1905—1962)：河北深县(今河北深州市)人，18 岁始学中医，先后受业于张寿甫、邹趾痕、冉雪峰。1936 年参加天津市中医师考试取得中医师资格。先后受聘为北平《国医砥柱月刊》、北平《国医求是》月刊撰述主任、北平《中国医药月刊》撰述员、华北新中医学社教员。1957 年始任天津市中医学院教师，1958 年任中国医学科学院血液病研究所研究员。张氏学而不厌，诲人不倦，致力于医学工作四十余年，精通医学理论，临床经验丰富，在天津中医界有很高的威望。

亦妊娠之常也。王君亦知医，不察脉证，径称胃寒，合白术、桂枝、生姜、半夏诸药为方。服之头晕旋转，不能起坐，吐愈甚，多痰涎，嗣至饮水亦吐，日夜不止者经月矣。王君不敢自拟方，而犹坚执胃寒之说，不肯与服凉药。旋延西医，以西药咖啡蜜那尔（coffeminal）药片与服，勉能不吐，逾日不服，又吐如故。又月余，方知西药治标不可恃，予因二东之托，自毛遂，愿与诊治。而王君谓予好用凉药，难之。予曰，吾岂好用凉药哉，惟病之热者，不得不用耳。予用生硫黄及大剂桂附，而起积年之痼者，亦多矣，亦视病情之如何而已，于是乃委余治。舌苔黄厚，小便短赤，大便燥结，每六七日灌肠一次，不灌则不行，鼻时衄，脉沉数而滑，知其内蕴伏热，更加胎气上逆，地道不通，浊气不降，病无去路，故惟有上出一途，不祛其热，病无愈期。时楚珍二东，来津探视乃女，问思食凉物否，谓愿食西瓜，乃买一枚，恣意食之，呕竟少减，益足见病属热证。予乃拟方，生赭石五钱，生石膏八钱，半夏、白芍各三钱，青蒿二钱，茅根六钱。王君惧药凉，先与半剂，竟日甚安，次日复诊。予曰，胎前宜凉，古有明训，况此证明热象悉具，何犹胆小如是？乃信予，连进十剂，吐已止，惟尚有时恶心欲呕耳。予曰：大便不行，虽不吐，尚难乐观，而通便之剂，类多伤胎，投鼠忌器未可孟浪，必徐徐调理，使伏热渐消，大便通畅，方竟全功。而竟暂安一时，停药五日，病又反复，身热烦燥，复乞予诊。予以为身热是病有外越之机，且自病起至此，将经三月，从未得汗，乘机开毛窍而宣导之，再以大剂清凉，兼利小便，大刀阔斧，双管齐下。以生石膏两半，滑石粉八钱，鲜茅根一两，麻黄钱半，半夏五钱，青蒿三钱，茵陈二钱，赭石末四钱，嘱煎汤三碗，分三次温服，如汗不出，以沸水送服西药阿司必林（aspirin）半片，取微汗，头面及臂，果见汗，身热顿清，呕亦少减。又服三剂，病无进退，乃邀同学张春生兄同诊，春兄以为脉现浮滑，两尺有力，热在三焦，只从太阳、阳明入手，恐未完全中的。宜大清三焦之热，使从小便以去。且麻黄性温应避，乃以鲜茅根四两，滑石两半，青蒿三钱，生石膏八钱，竹茹五钱，黄连、龙胆各钱半，黄芩三钱，连进三剂，诸恙均减脉已不滑，而尺亦平，小便亦利，大便亦通，惟干呕迄未尽除，衄亦未止，但不若前之甚耳。相与筹思，费尽推敲，一夜方睡。朦胧间见先师张公春甫夫子正色训曰："治病须寻机窍，若见热病,即径投苦寒,一往直前,不知变通,独不虑戕伐生气,伤及脾胃乎!病者大热已清,所以不愈者,特冲气耳,龙齿、磁石、朱砂可用也。"醒而忆之,声色莞然。次日复诊,细察脉证,舌苔已退,不烦不渴,脉只见弦。盖前数月纳谷甚少,胃气久虚,冲气上干,已成习惯,以潜镇摄纳之品投之,恰赴病机。乃拟磁石五钱,生龙齿、生牡蛎各八钱,石决明四钱,芡实三钱,竹茹、白芍、云苓各三钱,滑石四钱,阿胶二钱,朱砂细末一钱(冲下),三剂诸恙皆愈,食饮加增,头不晕,令徐徐糜粥自养,收功。次年五月,生一女,母女均安。

(《中国医药月刊》1941 年 9 月)

【本章按语】

妊娠早期(6 周左右),出现恶心呕吐,头晕倦怠,恶闻食气,甚或食入即吐者,称为"妊娠呕吐",又称"子病""病儿""妊娠阻病""妊娠恶阻"等,多于妊娠 3 个月后逐渐消失。如仅见恶心嗜酸、择食倦怠,或晨间偶见呕吐,为早孕反应,不作病论。恶阻的记载始见于《金匮要略·妇人妊娠病脉证并治》。《诸病源候论·恶阻候》首次提出恶阻病名,并指出"此由妇人元本虚羸,血气不足,肾气又弱,兼当风饮冷太过,心下有痰水夹之,而有娠也",是指受孕后 2～3 个月,反复出现的以恶心、呕吐、厌食或食入即吐为主要症状的孕期病证。古人因其恶心而阻碍饮食,所以称之为"恶阻",如《胎产心法》云:"恶阻者,谓有胎气,而恶心阻其饮食也。"是妊娠早期的常见病之一,有半数以上妇女在怀孕早期会出现早孕反应,包括头晕、疲乏、嗜睡、食欲不振、偏食、厌恶油腻、恶心、呕吐等。

(1) 恶阻的病因,有谓肝病者,有谓胃病者,有谓痰湿者,有谓体虚者,议论纷纭,莫衷一是,不同的医家各有见解,《妊娠恶阻谈》认为胎元乍结,真阴凝聚,不得上承,而虚阳上越,致发生呕吐、恶心、头眩、恶食等症;《妊娠恶阻呕吐与流涎治疗之商榷》认为受胎以后,胞门闭塞,脏气内阻,挟胎气上逆,或妊妇体虚,血不养肝,肝气横逆,挟胎气上逆,则为恶阻;《恶阻论》认为恶阻病,其主因在胎儿初长,障碍冲脉,迫及胃部,胎气上冲胃部所致;《论恶阻》肝强制脾,木来克土,所以有呕吐、恶心、恶食之现象。《恶阻》认为受胎后月不行,血液壅于胎盘,故为恶阻。

由上可见,恶阻之成因,一为肝胆上逆,以一二月中肝胆养胎,受胎之后,血尽养胎,不能来养肝胆,肝胆无制,而上逆,犯及胃脘,以致呕恶酸苦,食欲不振。神疲嗜卧,喜食酸物。一为浊气上冲,女子受胎,则月事不行。月事者,血之余也。平时有余,则润而月一下;既以有孕,则下以养胎,上为乳汁,无余故不下。故有胎则经停,乳子则经少,其明症也。惟其中有精有浊,其精者以养胎以化乳,其浊者停而不出,无所发泄,反从上逆,犯及胃部,则为呕恶。故俗名恶心,良有以也,惟其上冲之路,必由胃逆。胃气强者,则冲不至上,故恶轻或不恶;若胃弱而浊气重者,则断无不恶之理。

(2)恶阻的治疗也是百花齐放,多种多样。如《谈谈恶阻》认为清晨未离床之前,啜稀粥一碗,食后平卧片刻,或可减免呕吐,食后血多往胃,则子宫之壅血减少,无充血贫血之患,血液匀和,故能免也。若呕吐依然不止,黄连、紫苏用开水泡,徐徐呷下,呕吐自止。《妊娠恶阻呕吐与流涎治疗之商榷》治以平肝补血,健脾开胃益气,黄芩、竹茹、橘皮、半反、砂仁、黄连、元伏之类,以伏龙肝和水煎药,应手者甚多,然后加以薏苡、淮药调理胃气。《妊娠恶阻治法》提出用伏龙肝、稻根须煎汤治疗恶阻。

可见肝胆上逆者,治宜养肝体以柔肝,用泄胆火而平胃逆之剂。浊气上冲者,其治以芳香化浊、和胃健中为法,藿、佩、砂、蔻在所必用。挟热者,加竹茹、黄连;挟湿者,加姜、夏;挟寒者,少加吴萸、丁香。

另《妊娠呕吐之治疗》《恶阻之病理及疗法》《恶阻的新病理》列述了当时西方医学从肠胃、激素、反射神经等角度剖析了恶阻的病因与对应治疗方法。

综上,民国期刊中对恶阻的论述内涵丰富,论述详尽,有助于拓宽临证思路,具有借鉴和启迪思路的作用,但部分内容具有时代局限性,在阅读时亦需加以斟酌辨别。

妊 娠 子 痫

子 痫

章次公[①]

(一) 古人之经验

万密斋而治一婢临月，病口眼喝邪，腰背反张，手是挛曲，不省人事。用黄连解毒汤，加朱砂，干开口，灌之稍定。其夜生一男，产后犹昏迷不省，以七珍汤与之，即安（据万云即子痫）。

孙文垣治黄氏妇，青年初孕，已及弥月，忽午夜口中呝呝，因作上视，角弓反张，裸裎不知羞耻，口眼偏邪，昏愦不知人事，问之不能言。此风痰为怒所动，而成子痫，当从云岐子葛根汤加大腹皮，一两剂可愈也。用葛根、贝母、丹皮、防风、川芎、当归、茯苓、桂心、泽泻、甘草各二钱，独活、人参各四钱，水煎饮之而苏（按贝母令人易产，未临月者，用升麻代）。

陆肖愚治谢四府女，与夫俱在青年，妊将七月，日间因责婢大怒，又与夫反目，号哭半日夜，即不能寐。至夜半，忽口中谵语不已，目上视，竟于床褥中裸形而出，其夫力抱之，遂昏愦不知人事，问之不语，医不识何病，咸以为祟。谢公夜起，着红袍，执剑压之，而号叫笑詈，千端万状。召诊，悉其证，乃令数妇执而脉之，六部洪数有力，曰："此子痫证，非祟也，证亦时见，但此殊

① 章次公（1903—1959）：名成之，号之庵，江苏镇江人，我国近现代著名的中医学家、中医教育家。章次公深受丁甘仁、曹颖甫、章太炎等名家影响，结合临床实践，不断创新，灵活使用经方、时方，同时参学现代医理"而无斧凿之痕""发皇古义，融会新知"，自出新意，学术上自成一家，著有《药物学》《诊余抄》《道少集》，并与徐衡之合辑《章太炎先生论医集》，晚年拟修订《历代医籍考》和校勘《内经》，未竟病逝。

甚耳!"用真正霞天曲,贝母,黄连,山栀,天麻,青皮,白芍,龙胆草,青黛,加灯心,竹沥,一剂而醒,二剂减半,四剂全瘳,问其病状,毫不知也(以上见《续名医类案》)。

(二) 前贤对于子痫之意见

(《巢氏病源》)妊娠体虚受风,而伤足太阳经,过风寒相抟,则口噤背强。甚则腰反张,又名之曰"风痉"。妊娠而发者,闷冒不识人,须臾醒,醒复发,亦是风伤太阳之经,作痉也,亦名"子痫",亦名"子冒"也。

(《巢氏病源》)妊娠血虚受风,以致口噤,腰背反张,名曰"子痫",其证最暴,且急审其果挟风邪,宜用羚羊角散定之。

患者兼怒动肝火,佐以逍遥散加人参。若兼胎气上逆,佐以紫苏饮。若兼脾虚挟痰,佐以六君子汤。若因中寒而发者,宜用理中汤加防风、钩藤。此症必速愈为善,若发无休,非惟胎妊骤下,将见气血焕散,母命亦难保全。大抵此症,胎气本动,宜补气,养血,定风为主,胎既下,则以大补其血为主,此一定之理,愚常屡试屡验矣。

(《巢氏病源》)引郑守恒曰:"子痫一症,人不易识,或晕眩,或冷麻,重至仆地不省人事,验其平日,眼目昏沉,或认白为黑,或认黑为白,是其渐也。"

(三) 现代论此症之症候及病理

此症原因虽属不明,但多认为系妊妇,或产妇,或褥妇于其胎内所生毒物之中毒所致。其症候初起时,病妇头痛眩晕,耳鸣,眼光内发瞳孔放大,呼吸困难,或中绝心窝痞硬呕吐,颜面潮红,目直视弱视,黑内障,手足搐搦,喷沫(有时咬舌,遂致混有血液)。人事不省,癫痫痉挛,发作时间最长,十余秒钟,从未延长数分钟者,每隔数分钟或数小时,反复发作,以致死亡发作次数,二十至三十,重者犹不止焉。于发作三四次后,体温则上升,有达四十摄氏度以上者。脉搏当病发时,不宜触诊,于间歇时,则硬且甚坚张。此种病人,多有蛋白尿,尿量减少,尤易见之,当痉挛发作时,须注意其舌,勿使咬伤。

(四) 编者最近之经验

魏姓妇,年将四十,已多次生产,俱属安全,今重身八月,在病发之旬日间,始则倦怠违和,继则头胀目花,面色苍然,而目泡浮肿,病发之日,晚餐时忽作呕吐,而目无所见,午夜痉挛大作,昏不知人,延附近产科医生至,诊为子痫,非人工流产,无法挽救。为之注射两针,曾略定片时,旋又大作,侵晨急足邀予,辞不获,至则满口血液,面黄如纸,户卧不动,其状可怖,劝亦送入医院,又非境况所许,勉疏一方如次:

魏太太第一诊 痉厥定后,僵卧不动,目不能瞬,口不能张,脉已伏,正气涣咳散欤,病势深沉欤。总之,皆败象也。

炒丹皮五钱,金银花五钱,煅石决两,蜜休一钱,小生地六钱,独活二钱,连翘三钱,蝎尾四分(研冲)。

愚于子痫,经验极少,病之预后良否,实无定见。尔时已不能记忆,羚羊角散之全方,杂凑上方,聊以塞责,羚羊角散今附录之。羚羊,独活,酸枣仁,五加皮,竹茹,防风,当归,川芎,杏仁,茯苓,木香,灵草,姜水煎服。

羚羊之医治作用,迄今未明,友人胡嘉言医师,曾目击肠伤寒,有用羚羊而奏效者,尝以此下问,亦不能置答姑以镇痉解之,盖古籍以羚羊,善能定风故耳!

陈君端白,西医博士也,曾实验羚羊有减低血压作用,其量仅三分,然则古人用其治肝阳上腾之头痛,(平肝)正减低其血压之效也。

丹皮通经剂,亦能镇痛,私心以为镇痉之外,寓以通经剂,如胎儿因之而堕落,固学理之所许也。

病家知予药囊中常备西医所用之强心针,以备苦寒病人急救之用,要求注射,予以其脉之伏也,许之,过后思量,毫无意义。

当日午后,病家又邀诊,途中特往重松药房,购五万单位之"啊阀好萌"。

愚平日好用逻辑方式,推论病理,以为子痫既是胎盘毒素之刺激则,黄制剂,正可解之,不知已陷于武断,世之一知半解,妄用西药者,愚正可为若辈之殷鉴矣!

魏太太第二诊 午后情势已较和缓,眼之瞪者已动,脉之伏者已起,口之闭者已能动,如再有进步,便有出险之望。

明天麻三钱,煅石决两,生地八钱,朱茯神五钱,白芍四钱,蝎尾四钱,丹皮五钱,甘草一钱。

汪子绍宗近方襄诊敝诊所,予告以证之经过,汪子以子痫乃蛋白中毒,他山攻错,岂仅教学相长。

魏太太第三诊 痉挛已静,面目虚浮,溲赤者如故,神识时明时昧,病势仍在危险中。

鲜生地二两(打汁冲),赤、猪苓各四钱,马鞭草五钱,大地龙五钱,车前子一两,全蝎四分(研细末加入),石韦三钱,丹皮三钱,天麻二钱,冬葵子四钱,白薇五钱(兼吃西瓜汁)。

药后约两小时,面见红,再延产科至,以胎儿虽临产门,但不起阵痛,乃用手术曳之,使下,子死母则无恙。

以后纯为调理之方,以病者之大虚,面黄而足微肿也,重归、芪之量,食养取富有维他命 B 者。

(《中国医药月刊》1924 年 1 月)

论妊妇子痫病

王创业

子痫为病,有因母气虚者,有因风邪盛者。盖气虚则血虚,气血一虚,邪必乘虚而入,故其病多有忽然眩晕卒倒无知者,有口噤不能言状若中风者,其症之发骤然而来,其去也忽然而去,发无定准,所以名为子痫者,系因妊娠而发,故取子字为名,此症病源,不在子而在母也。盖十月胎足,虽前有子痫之病,出生以后,其子亦无痫病,而母亦平复不再发矣。由此可知胎在腹中,多是母之气血不足,不能养胎,血不能濡,气不能煦,故子痫之病作矣,此为病之本也。其病之标,不外痰火二者而已,从本治当以培其中土,土者所以滋生气血,为培养胎妊之本也。从标治无非清痰去火,尤看病者之虚实,攻邪补正,在临时之斟酌耳。

(《医学杂志》1925 年 4 月)

子痫风

张治河

[病原] 古人研究本症，一说系"孕妇体弱，外风袭入太阳经络"，一说系"心肝热重，热极生风"。西医解尸体，每于脑肺，发现胎盘组织，遂认为"胎中毒素，侵犯脑筋"。属于自家中毒一类。盖古人所说之心肝风热，即此症也，至孕妇感冒，热度上升，亦能熏灼脑筋，而成本症。

[病灶] 本症病变，虽在脑筋，而脑筋实为被动。属感冒者，发源地在于肌表；属胎毒者，发源地在子宫也。

[病状] 本症因感冒者，必先发现寒热头疼之表证。因胎毒者，必有带下腹疼，溲赤便燥，头目眩晕，烧热口干之里证。迨神经一起变化，遂生痉厥昏冒，抽搐反张之脑症状矣。

[病理] 痉厥昏冒，抽搐反张。妇人怀孕，生理上营特殊工作，新陈代谢之废物，较平常产生为多。健康时，排泄力强，尚无妨碍。如受风寒刺激，皮肤闭塞，废物无从排泄，则为害大矣。何处组织薄弱，则何处发生病变。若系神经衰弱之体，则脑筋受害，而发痉厥昏冒，此感冒性之子痫症也。更有子宫热盛，胎元被灼而变化，产生毒素，随血运而害及脑筋，亦能发生痉厥，而成子痫，此胎毒性之子痫症也。

[治法] 本症属感冒者，宜用羌活酒，加荆芥、薄荷、葛根、姜蚕等药，以发汗镇痉，或用西药阿司必灵亦可。属胎毒者，宜用时逸人君，所拟之犀角地黄汤加味法，安脑定痉，清热活血，可谓面面周到。如大便秘结，须先通之，西法注肛，迅速而妥当，采用可也。痉厥大退之后，宜用四物汤，加桑叶、菊花、石斛、钩藤等药，常常服之。

[调摄] 本症之调摄，与产后风相同。

（《医学杂志》1935年6月）

妊娠时期子痫之预防

沈仲理[①]

  子痫,一名妊痫,译名妊妇急痫,或名胎毒,最显明之现象,为抽搐,故又名产前惊风,乃妊期中最急暴、最危险之疾病,其死亡率,亦殊可观。惟此病非不可预防,如预防得宜,亦无危害,其所以陷于不治者,皆事前疏忽之故。古谚云:"上工治未病。"现代医界格言云:"治疗不如预防。"此语用于子痫,则将为孕妇造成无限幸福。惜中医对于产科一道,素鲜研究,不知若何预防之。惟于子痫症治疗之研讨,实较诸外医为早,且各种适当之原因及其治疗,循此推究,欲言预防,首重明晰其起病之原委,而预防之方法,亦不难产生也;观今各国产科医药,蒸蒸日升,我中医界妇幼科医师,倘能起而探讨,斯其时矣。

  现代英、美、德各国,对于子痫疗法,日有改良,不少佳法,而子痫死亡,并未减少,仍然继续增高;据各国妇科病院,从事产前检查之经验,惟有预防可以减少危险。然在吾国未有检查之前,其有施治不及或误死者,其数更堪惊惕,以是子痫之预防,即子痫减少之最重要方法,并可帮助治疗之不逮也。

  凡事欲治其标,先治其本;欲言子痫预防,当先明了子痫症之起因。按妇科书云:"此证因妇人孕后,冲任血养胎元,致肝脏血少,而木火内动,多见目吊口噤,角弓反张,流涎昏迷,时作时止,其状类似于风。有在阴在阳之

---

  ① 沈仲理(1912—2008):男,浙江慈溪人。孟河医派丁氏流派传人,师从丁甘仁长孙丁济万。从医70余年,是著名的中医学家和中医教育家。早年擅治高热型、副伤寒类危重患者,晚年擅治妇科疑难杂症中的子宫肌瘤、卵巢囊肿,有"治子宫肌瘤圣手"之美誉,并带领科研团队研发了861消瘤片和消囊肿片,广受好评。沈氏生前在中医界颇具影响力,曾任上海中医学院(今上海中医药大学)硕士研究生导师,享受国务院政府特殊津贴,担任过上海中医学院教授、各家学说教研组副主任、医史教研组副主任、临床教研组负责人、妇科教研组主任,曾任上海中医学院学术委员会委员、专家委员会委员,上海市中医药研究院专家委员,上海中医学院附属岳阳医院主任医师和专家委员会副主任委员。曾当选上海市科学技术协会第五次代表大会代表,上海中医药大学"三·五"系统工程学术梯队建设校内特殊津贴业务专家,1995年被评为上海市名中医。

别,阴虚者宜养阴,阳虚者宜养阳,使阴液充而真气回,肝火潜而虚风定,则母子皆安矣。"《医通》云:"妊娠体虚受风,则口噤背强,冒闷不识人,须臾自苏,良久复作,甚则角弓反张,谓之风痉。"依此视之,证同类中风之原因,而类中风原属肝风内动所致,即西医谓为血压过高,而子痫西医亦谓血压过高之故。可知所说原因,互相谋合,但西医不知肝血虚亏,所以肝火上升,而致血压过高之理耳。此证发生之肝风症状极轻,故初起每为病人所忽略,如头痛、眩晕、耳鸣、目花、肢麻、肉瞤之极轻感觉,孕妇缘知不宜劳动,而所以发见此等症情,或许劳苦所致,因循延误,至为易易;故孕期二三月之后,须每月检查身体一次,或请医师诊察,是否病象。即在医家遇到此等症候,尤须顾虑传变子痫之危险,留意指示,若何调摄。此外西医考察,产前有肾脏病者,亦易发生子痫症。而所谓肾脏病之有关现象,盖谓妊娠白带、妊娠小便难、妊娠浮肿等症,倘对此各症,处治得当,即可避免传变之虞。按妊娠白带,此症为难产之兆,即幸而顺生,产后亦有血晕之虞;故于产后忽然发生之痉挛及昏迷症,亦可作子痫看。张仲景《金匮》云:"新产血虚,多汗出,喜中风,故令病痉;亡血,复汗,寒多,故令郁冒。"亦对此而言,但系少数,治愈其白带,即直接调摄肾脏,肾精归于正化,则肝血充盈,肝阳无由升腾,以达预防之目的。倘发见小便难者,多因妊娠虚弱,或忧闷性躁,饮食味厚,致胞系转戾,亦有脾肺气虚,不能下输膀胱者,缘肺肾失济,肺虚不能令肾充分输尿,以达膀胱之义。妊娠浮肿者,由于脾肾阳虚,水湿瘀阻,泛滥横溢所致。以上皆与肾脏有关,而有转变子痫之可能,责任端在医家于诊断时,查察详细,方可避免发觉太迟之憾。此证发现于初产妇,及双胎妊娠之初产妇为多,且其症象凶恶,治疗不易奏效,故预防不及,致危险时,即速应请产科医师,施行西法手术,取去胎儿,以保母体为要,免为无谓之牺牲,倘或药用有效时,宜调摄气血,令自身抵抗而下。至论母子安危之征兆,可于舌色辨之,凡产妇面赤舌青者,子死母活;面青舌赤者,母死子活;唇青吐沫,或面舌俱青者,子母俱危矣。又发生于妊娠末期,及临产时者,孕妇因此殇害生命者,亦非少数。故各国均有设立孕妇卫生指导处,普遍各省市,以为预防之策,然经费颇巨,我国自难应付,惟赖我国妇幼专科医师,随时留意指示一般孕妇，注意孕妇卫生，如饮食，宜常食蔬菜水果，少食肉类；沐浴，在末三月只宜擦身，不宜用盆汤，切勿在妊期内，灌洗阴道，及房事等，在妊娠期中，须节制，在前三月及末三月绝宜禁止，种种孕妇保健法，能够留意实行，则子痫一症，随之减少，要亦增强民族之道焉。

（《现代中医杂志》1937 年 5 月）

子痫疯之病因及其疗法

钱子青

妇女之病，恒较男子为多，其最危险者，莫如胎前产后。若子痫疯者，即产前之危险症也，大凡肝郁阴亏之妇人多患之。其症多发于孕后之六七月，或临产之前，其来也暴，其状也骇，其形症为角弓反张，手足拘挛，振动不已，两目斜视。轻者一厥再厥即已，重则厥虽回而不省人事，有顷复厥连连，如痴如醉。斯时也，病家每多认为邪祟，问卜求神，巫道僻怪，每致坐视莫救，呜乎，亦云惨矣。

此病之因，固由于肝经多郁，亦由于营血素亏。肝血亏，则木火旺，加以胎热内燔，以致内风鼓动，走窜经络，而为角弓反张，拘挛种种现象。不治则内风耗液，阴竭以亡，或流产猝变，其害岂可胜言哉。历观古今医书，大都主以羚羊角散，而临症用之，每多不效。家君积数十年之研讨，终于《女科辑要》中，得其验方，效如桴鼓，名贵虽无羚羊角散，而其效则十倍之，诚屡试屡验之良方也。

生地、麦冬、甘草、菖蒲、鲜石斛、青铅（将青铅放入铁勺内，在炭火中熔化，倾入水中凝则取出，再入铁勺中熔之，化则再倾水中，如此者三次后用此水连同青铅煎药，重量约四两，不可过少，现有洋铅恐无效力，宜选本铅）加减法。有痰者加竹茹、浮石，热重者加白芍、川连，或用梨汁为引亦可，虽钩藤、丝瓜络亦可佐入。

（《中医世界》1937 年 6 月）

妇人科最多见的几种病症(节选)

徐伯元

子痫

妊妇急痫，旧称子痫，或曰子冒，更有猪婆胎之俗称。

原因：系一种胎身或胎盘而来之毒素，侵入血中，或谓系自身中毒，多发于妊娠末期。

症状：发病时，头痛眩晕，耳鸣眼花，两目直视，面色发红，口吐白沫，气急喘促，恶心呕吐，人事不省，四肢痉挛，脉几不能触知，发作时间，十秒至一分钟左右，其反复及停止时间，则不一定有只数分钟，有隔几句钟者，如是约有二三十次之多，甚致死亡者有之。

治疗：最有效者，厥惟注射硫酸镁制成之溶液，能制止其痉挛。

(《国医导报》1939 年 11 月)

【本章按语】

孕妇临产或产后，突然晕倒，神昏不知人事，四肢抽，牙关紧闭，颈项强直，两目上视，须臾自醒，醒后复发，谓子痫。《沈氏女科辑要笺正》云："阴虚失纳，孤阳逆上之谓。口眼歪斜，手足瘛疭……肝阳内风暴动。"子痫为妊妇最急之症，西医名曰妊娠惊厥，古人名为妊娠中风。其发作之前驱期，有头痛眩晕、呕吐恶心等现象。次则全身痉挛，发作始于颜面，而上肢，而躯干，而下肢。及于辗转反侧，角弓反张，颜面呈绀色，牙关紧闭，言语蹇塞，痰涎壅盛，口喷泡沫，两目直视，瞳孔散大，四肢搐挛，呼吸困难，不省人事等恶疾，时发时止。

《子痫》引用了《诸病源候论》中前贤对子痫的观点，与当时论此症之证候及病理进行了对比，提出了古人用黄连解毒汤加朱砂的治疗，以及章次公本人治疗本症的经验。《子痫疯之病因及其疗法》提出肝经多郁，营血素亏，肝血亏,则木火旺,加以胎热内燔,以致内风鼓动而为子痫的观点。《论妊妇子痫病》则认为子痫其病之标,不外痰火二者,当清痰去火治标,以培其中土治本。《妊娠时期子痫之预防》提出"明晰其起病之原委,而预防之",认为预防是减少出现子痫的重要方法,从对症治疗、卫生、饮食、节房事等角度提倡先期预防。

本章中的临证思路和用药经验对后学者有拓展和启迪,可供参考。

子　肿

钱氏产科验方（一）

钱少楠[①]

（一）方名主治

钱氏消肿汤（温中健脾，消水退肿法）：专治孕妇脾阳本弱，因孕重虚，面目四肢通身浮肿，小便不利，名曰子肿。俗称琉璃胎。若面目两手及上身不肿，但肿两足者，名曰皱脚。

（二）药品用量

生、炒于术各钱半，苏叶梗一钱至钱半，带皮苓一钱至钱半，新会皮八分至一钱，白归身八分至一钱，炒白芍一钱至钱半。

先用活鲤鱼一尾，约重二斤，去鳞肠杂，加带皮生姜一钱，葱白四茎，煎去清汤，代水煎药。

（三）随症加减

如因时病寒热，烦渴引饮，湿渍脾胃而浮肿者，本方去归身、白芍、带皮生姜，加大腹绒二钱至三钱，生姜皮八分至一钱，冬瓜皮三钱至四钱。如因肠风渗泄，溺少肠鸣，泻伤脾胃而浮肿者，本方去归身、广皮、带皮生姜，加新会白八分至一钱，青防风八分至一钱，带壳春砂六分至八分。如因成胎三四月后，足跗渐肿，上至腿膝而浮肿者，本方去归身、白芍、带皮生姜，加五加皮

---

① 钱少楠：浙江山阴（今属绍兴）人，清代医家。生活年代约在清末民初。

二钱至三钱,煨葛根八分至一钱,川椒目三分至五分。如因成胎七八月后,先下体肿,渐及面目而浮肿者,本方去归身、白芍、带皮生姜,加杜赤豆四钱至六钱,地骷髅二钱至三钱,生姜皮八分至一钱。

(四) 实验发明

孕妇子肿之为病,据晷殷《产宝》曰,子肿因素体多湿,湿伤脾,脾因孕而重虚,土不克水,水血散于四肢面目,致手足面目皆肿,小便闭涩云云。就余临症历验,确信其言为足据,其症与子气子满,虽似同而实异。子气者,水气射肺,喘而且肿也。子满者,胎水膨胀,胀而且满也。若但兼面目肢体浮肿,而尚未喘满者,谓之子肿。故以白术、鲤鱼为君,既能扶中健脾,又能利水消肿。臣以归、芍、茯苓,一则养营和血,收摄脾气以退虚肿;一则利水化湿,渗淡脾湿以退水肿。佐以苏叶梗、新会皮,疏利气道,气利则水亦利。使亦葱白、生姜,以辟鲤鱼之腥气,且能通气利水也。法从《千金》鲤鱼汤加减,合而为剂,为治孕妇子肿之验方。若夹他别因症,仍当随因症加减。

(《绍兴医药月报》1925 年 3 月)

钱氏产科验方(二)

钱少楠

(一) 方名主治

钱氏泄满汤(束胎消胀法)。

专治孕妇至七八个月,胎大腹胀,压逼子宫,坐卧不安,谓之子满。

(二) 药品用量

四制香附钱半至二钱,炒枳壳八分至一钱,子芩一钱至钱半,紫苏嫩枝钱半至二钱,大腹皮钱半至二钱,赤苓二钱至三钱,带壳春砂五分至七分,生于术一钱至钱半,地骷髅二钱至三钱,六路通六枚或八枚。

(三) 随症加减

如因遍身浮肿,气逆胸闷,小便艰涩赤热者,本方去于术、春砂,加淡竹叶钱半至二钱,冬瓜皮三钱至四钱,苦桔梗八分至一钱。如因手足水肿,气焰腹坠,下逼子户肿大者,本方去枳壳、腹皮,加生芪皮一钱至钱半,棉花根五钱至八钱,蜜炙升麻三分至五分。如因肝横乘脾,脾虚失运,肠鸣腹泄不爽者,本方去枳壳、子芩,加生白芍二钱至三钱。

(《绍兴医药月报》1925 年 4 月)

妊 娠 肿 胀

施瑞麟

辛未十一月初旬,兰溪西乡伍塘,舒荣贵之妻,年卅五岁,妊娠四月,病腹胀,脚肿如瓜,两脚有紫纹,大如手指,将欲腐烂之形。诊脉沉迟,二尺脉鼓指,舌淡无苔。饮食少进,四肢沉重,行步艰难,小便短涩,时时欲溺不长,而气喘急,此名子肿是也。乃是脾虚不运内饮,水浆湿滞停留所致。余用天仙藤,台乌药,陈皮,制香附,川膝,叶苏,宣木瓜,炙草,上安桂片,附片,车前子,加生姜煎服,连服三剂,病势稍退。后再加米炒于术,连进三剂,诸恙悉愈。此症乃脾胃虚弱,水饮不化,气血亦滞,况妊娠血道停养胞胎,而兼溺涩不爽,余考《内经》"膀胱者,州都之官,津液藏焉,气化则能出矣"之句,拟进前方,化气渗湿,而肿症应手奏效耳。

(《杏林医学月报》1932 年 9 月)

子肿之病因及疗法

陈影鹤

妊妇腹过胀满,或一身及手足面目俱浮者,名为子肿,或名子满,或名子气,或名胎水,或名琉璃胎。但两脚肿者,或名皱脚,或名肥脚。其病源,沈尧封诸之最详。《女科辑要》云:"此系胎碍脏府,机括不灵。肾者,胃之关门也,或关门不利,或脾不能散积行肺,或肺不能水精四布,此有形,水气也;腹增一物,则升降之气道窒塞,此无形之气病也。"按西医谓妊妇子宫发育旺盛或异常而著明肥人时,则起邻接器官之压迫症状,来膀胱直肠障害,下肢下腹外阴部等,斯起浮肿。如延及上体者,始可认为一般障碍之一症候。其所谓一般障碍,原因有三:心脏有病,或其他疾患末期,心脏衰弱,血液循环,必不充分。其距心脏较远之下体,微血管内之血液,停滞既久,血液中之水分,必渗出皮肤组织中,而成水肿,一也。在呼吸困难时肺虽无病,然因心肾之病,则肺内血液循环,亦不充分,血液中之水分,乃渗出于肺胞中及小支管内,与皮肤水肿相同,则肺胞亦为水分所充满,二也。肾为分泌血中废料成尿液之器官,分泌障碍,则血液中之盐质,稽留于皮肤组织内,为微血管吸出,亦成水肿,三也。核与上说,实相吻合。

至于疗法,西医有于下肢肿者,令其高举足部;外阴部红肿者,将最甚之部分,穿刺吸水,国医殊不优为。但审其皮薄色白而亮者,为有形之水病,予《千金》鲤鱼汤,直达胞宫,逐除水湿;若皮厚色不变者,为气肿,予天仙藤散,使气通调,肿自消退。吾师吴黼堂,则本"填实在下,清肃在上"之旨,用《金匮》肾气丸,及叶桂开降肺气方,累验。且以近岁由于湿热者,十居七八,以知柏绿豆衣等,随宜加减,亦著奇功。此外尚有痰滞一症,痰壅气道,亦能作肿。用理气不应,即加化痰之品,无不奏效也!

惟妊妇与胎儿,息息相关。病重者,亟宜早日疗治,以免水气浸渍,损碍胎形。若系微,且在六七个月后,胎已成形,往往产后自愈,可毋服药,更有临产之月,脚微肿者,此为易产,以胎胞水血俱多,故易产;水乘于外,故发肿。尤不可不细加辨别,勿令误也!

(《杏林医学月报》1936 年 2 月)

【本章按语】 ⋯⋯⋯⋯⋯⋯⋯⋯⋯⋯⋯⋯⋯⋯⋯⋯⋯⋯⋯⋯⋯⋯⋯⋯⋯⋯⋯⋯⋯⋯⋯

妊娠期间,孕妇面目,肢体肿胀者,称为子肿,或名子满,或名子气,或名胎水,或名琉璃胎。如《医宗金鉴》中云:"头面遍身浮肿,小水短少者,属水气为病,故名口水肿。自膝至足肿,小水长者,属湿气为病,故名曰子气。遍身俱肿，腹胀而喘，在六七个月时者，名曰子满。但两脚肿而肤厚者，属湿，名曰皱脚；皮薄者属水，名曰脆脚。"子肿一证相关论述，最早见于隋代《诸病源候论》中，之后诸多医籍皆有相关的论述。如《金匮要略》《胎产心法》《女科指掌》《沈氏女科辑要正》《产宝》等。本病是由妇人脏气本虚，复因妊娠，血聚养胎，脏气益虚，致肺脾、肾功能失职，津液代谢失调，水湿泛溢所致。

本章主要论述了子肿的病因病机、证治及病案。《子肿之病因及疗法》从心、肺、肾三个角度解释了水肿的形成原因，本"填实在下，清肃在上"的观点，以《金匮》肾气丸及叶桂开降肺气方加减治疗，同时引出了西医有下肢肿者高举足部增加静脉回流，外阴部红肿者，穿刺引流的治疗概念。《妊娠肿胀》一案阐述了以天仙藤散加减治疗脾虚不运内饮，水浆湿滞停留所致的子肿。《钱氏产科验方》则详尽列述钱氏消肿汤、钱氏泄满汤两方的随证加减，以温中健脾法、束胎消胀法消水退肿。

子 淋 与 转 胞

女子转胞单方

俞鉴泉

女子转胞,溺不出,内外治法书载有之。予友人徐甘棠君云:以棉花子一味,约一汤碗许,水煎服,即通,已验多人。棉子一味,《本草纲目补遗》所载,用处甚多,此方亦未见,故录之以备试用。

(《绍兴医药学报》1920 年 6 月)

妊娠转胞与子淋之区别

徐世长

病有同中之异,有异中之同。如妊娠之转胞与子淋,本属二症,医者若因其不能小便,不知为转胞,用治淋之利水药治之,愈利而愈不通矣。夫转胞之症,始于《金匮》,其文曰:"妇人病,饮食如故,烦热不得卧而反倚息者何也? 师曰,此名转胞不得溺也,以胞系了戾,故致此病。但利其小便则愈,宜肾气丸主之。"陈修园宗《金鉴》赵良之注,谓胞系了戾而不顺,胞为之转,胞转则不得溺,指胎胞言也。唐容川驳之,而唐氏引《史记·仓公传正义》曰,"脬"通作"胞"之义,指膀胱言也。愚窃谓二说皆不然也,何则以胞系了戾之胞,字作胎胞之胞,乃系养胎之系,与储溺之膀胱何涉哉? 以此故知二说皆非也。愚意转胞之胞,为胎胞之胞,胞系了戾之胞,为膀胱之胞。盖此病因胎胞移动旧位,压迫膀胱之系,致不得溺,故曰转胞不得溺也。师恐人不明因,转胞致不得溺之理由,故又重申之曰,以胞系了戾故致此病,主之以肾气丸利小便者。盖此丸为补助肾气之药,故因名方,今肾气一壮,则胎胞自然复其旧位而不转,不转则膀胱之系自顺而溺下矣。夫人之五脏,脾为后天,肾为先天,人在母腹之中,全赖先天之肾气所养。肾为坎水,水中有生阳,生阳即人之元气,而丹家谓之祖气,元气充则胎得所养,元气不足则胎失其养。失其养则胎动而胞转。今以肾气丸补肾,为直接之功效,利小便乃间接之功效也。后贤所用举胎法,补中益气汤之探吐法,乃治标之法,未若此方之完善也。至于子淋一症,乃常常小便而反不多,不是转胞之不能小便也,其治法与普通淋症无异。不过因其怀娠而淋,故名之曰子淋。此症有寒热二因,热淋痛而寒淋不痛,热淋因热结膀胱,渗津之络被热气薰蒸而干涩,干涩则不能输津化气,于是淋症成矣。治以清热利水之五淋汤,寒淋因命火衰微,不能蒸津化气,水精四布,以致膀胱虚寒,虚寒则不能储输来之水,故常常小便而不多也。治以五苓散,易桂枝为肉桂,甚者少加附子,自能助命火而蒸膀胱,使水精四布,五经并行,而淋症自愈矣。

(《医学杂志》1924 年 2 月)

钱氏产科验方

钱少楠

(一) 方名主治

钱氏通淋汤(化气滋肾法):专治孕妇小便淋漓涩痛,或膏淋,或砂淋,或气淋,甚则血淋,皆名子淋。

(二) 药品用量

鲜生地六钱至八钱,淡竹叶钱半至二钱,紫菀三钱至五钱,青子芩钱半至二钱,地肤子二钱至三钱,桔梗一钱至钱半,肥知母三钱至四钱,生甘细梢七分至八分。

先用生藕肉四两,野菰根二两,两味煎汤,代水煎药。

(三)随症加减

如因湿热下注,流入膀胱,酿成砂淋者,本方去生地桔梗,加石韦二钱至三钱,海金沙二钱至三钱(包煎)。如因肾气虚热,下移膀胱,酿变膏淋者,本方去紫菀、桔梗,加淡秋石八分至一钱,生川柏五分至七分。如因脾肾气虚,下陷膀胱,变为气淋者,本方去生地、知、芩,加人参。

(《绍兴医药月报》1925 年 8 月)

妇人转胞证治验

张汝济

小便不通之症,有肺虚蓄水之分,及下焦宿寒与蕴热之别,不可执一法施治。肺虚者两寸脉微弱,气短声嘶,因小便不利,积成水肿,宜重用生芪,再稍加以利水之药治之;蓄水者小腹胀满,欲便不得,宜以加味五苓散治之;下焦宿寒者,小腹及腿膝时常觉冷,两尺脉沉迟无力,受寒尤甚,小便滴淋不通,宜以温通之,如椒目、小茴、盛灵仙、桂枝之类;下焦蓄有蕴热者,膀胱肿胀,尿管闭塞,小便滴淋不通,脉沉而有力,宜以滋阴清火法治之,如黄柏、知母、白芍、滑石、海金砂之类。若夫妇人转胞一症,前法皆不相宜,惟用升提温补之法始可收效,考《金匮》云:妇人病,饮食如故,烦热不得卧而反倚息者,何也? 师曰:此名转胞,不得溺也。以胞系了戾,故致此病,乃用温补升提法,提其胞而转正之,俾胞系不了戾,小便自利矣。盖人身之气化,即天地之气化天地将雨之时,必阳气温暖上升,而后阴云四合,大雨随之。小便不利者,亦往往因气化不升,郁于下焦,阻其升降流行之机。盖非升则不能降耳。故医者遇斯症,用一切利小便药俱不得愈者,投以升提温补之剂,屡获奇效。曾治一张氏妇,年二十八岁怀孕七月患斯症,两日不愈,夜呻吟不绝,立卧不安,遍投以利水滋阴诸药,卒不得通。后延余诊治,其妇有时恶心呕吐或呃逆,可通少许。余曰此转胞症也,必因力小任重,以致气虚下陷,胞系了戾。故小便不通。偶因呕吐呃逆，则气机上逆，胞系有旋转之势，故小便可以稍通也。为拟以温补升陷汤，服一剂而小便通，方即：

生芪八钱，潞党三钱，升麻一钱，当归五钱，柴胡二钱，干姜五分。水煎服。

（《医学杂志》1926 年 8 月）

妇人转胞之研究

樊须钦

《金匮》以妇人病饮如常，烦热不得卧，而反倚息，不得溺者。谓为胞系了戾，名曰转胞。余尝遍阅各家注释，莫不穿凿盲解。如陈修园解为胞宫之系了戾，胞为之转，胞转则不得溺也。唐容川则谓膀胱之系了戾，故不得小便，其系即下焦膜油。窃思胞宫非渚尿之器，其系非输尿之道，何而致于小便不通耶？况烦热倚息等症，烦出于心，喘出于肺，亦均非胞宫之病，何能致胞宫转而诸恙并作耶？唐氏膀胱之说，尚属确切，但所谓三焦膜油者，井绳非索，安能旋转了戾乎。况《经》云三焦者，决渎之官，水道出焉，则三焦之功，能输肺之津液，入于膀胱，又能散膀胱之津液，分布全身。所谓通调水道，下输膀胱，水精四布，五经并行是也。假令膜油了戾，必至全身机息，岂止不得溺哉。是则唐氏之说，犹未尽然，其余诸家，更不足言，以致转胞真确之病理，迄今尚鲜阐明，良可叹也。余意转胞者，属于膀胱之尿液停留，排泄无能，不得下通，转而上逆，非陈氏所谓胞宫转也。胞系了戾者，为输尿管受子宫之压迫，折而缭戾，失其输尿之功能，亦非唐氏所谓膜油了戾也。《经》不云乎膀胱者，州都之官，津液藏焉，气化则能出矣。是则小便不利，属膀胱之病，彰彰明矣。惟此症之膀胱为病，与《伤寒论》用五苓散之症不同。彼由于寒邪稽留于太阳之腑，此由于子宫压迫于输尿之管也。况输尿管上连于肾，肾在子宫之后，膀胱居子宫之前，输尿管与子宫同处肾与膀胱之间，故子宫能压输尿管而为病也。或疑转胞胞系之胞字，系指胞宫而言，殊不知《金匮》以胞宫名曰子脏，以膀胱名之曰胞，盖即《经》云膀胱之胞薄以懦。《史记·仓公传正义》曰：脬通作胞，脬即膀胱也。然则转胞为膀胱之病，胞系了戾为输尿管缭戾，岂不昭然揭哉。奈何昧然不察，望文生义，误以转胞为胞宫之转乎，又何以不详生理，好倡异说，以胞系为下焦膜油乎。盖人身排泄小溲之机，系由肾脏吸收血中废物酸素、尿素等，经过输尿管，送入于膀胱，乃排泄体外而为小便。若输尿管有所阻碍，转折了戾，不能一管直下，输送尿液，故不得溺也。论中所谓烦热不得卧者，以酸素废物，不能下出，反混入于血液之中，经回血管回入心脏，心为神明之府，失其清宁，故烦热不得卧也。所谓倚息者，以心中浊血，上行于肺，肺脏一呼一吸，不能排其炭气，反为酸质尿素等，壅塞气机，气不肃降，故为之倚息也。夫病理之发生，必由生理之变常，转胞而致烦热之病倚息，本可从生理合于病理也。假如唐氏三焦了戾之说，则倚息烦热之病，何能相合乎。惟仲景能明其病理，故能详其病状，其曰倚息而兼烦热，可以知非水饮射胞之倚息也。其曰不得卧而反倚息，可以知非胃不和则卧不安也。况二者饮食均减，当无饮食如常之候，既非水饮，又非痰滞，即可断定其为转胞矣。仲景以此症列于《妇人篇》中，以肾气丸利其小便，其意盖孕后之妇人，胞宫较大，易压其膀胱之系耳，而孕妇患者尤多，以胞胎重大，易压输尿管也。然其胞宫之所以下压，实由于阳气之衰征，既不能举其子宫，又不能送其小便，故致胞系缭戾，不得小便。其用肾气丸以治此病者，以能温运阳气，阳气足则气化宜通，胞系自顺，而溺自下矣。若谓胞宫了戾，则利其小便，何济于事。膜原缭戾，则温其阳气，亦有何益？余故曰转胞为膀胱之病，而胞系了戾，为输尿管之病也。

（《中国医学月刊》1929 年 10 月）

记孕妇转胞之治验

顾小田[①]

方书以妊妇气血虚弱，胎气下坠压胞，胞系缭乱，致小便不通，胀闷欲

---

① 顾小田：上海江湾著名中医，顾文田之子。

死,名曰转胞。丹溪治法,主以四物汤补中益气,服后探吐,便胎气升举,而溺自得通,下病取上,效莫与匹。予于上月诊治奚姓妇,怀孕九月,患此病三日矣。先就服西药,及宣导疏利法,不效。由失利而胀急,由胀急而腹痛,欲产不下,欲溺不通,坐卧难抒,家人疑惑,请余脉之,为书归、芎、白芍、芪、术、炙草、枳壳、陈皮、升麻、冬葵等味,与之,服法一如丹溪,药后未历数时,而小便得以倾泄如注,胀痛均除,复历周时,而又得安然稳产一雄,子母咸安。乃夫感拜方术之灵奇,并询请申述其理由,乃告以孕所赖者,惟气与血,故气血充旺,则无病侵,一有偏弊,变幻遂至。转胞之所以不得溺,因气血虚弱,无力撮胎,胎气压迫膀胱,膀胱为州都之官,津液所藏,气化则能出。方中意义,以归、芍、川芎以养血,芪、术、炙草以补气,枳、陈以调气,升麻以升举胎气之下陷,冬葵以疏水道之闭塞,标本并筹,使其根蒂稳固,气化得利,然后以导水之药为引,服后并益以探吐者,即陈念祖言,譬如滴水之器闭其上窍,而倒悬之,则点滴不能出,必先揭去其上窍,而后下窍得以自利。正《经》旨所谓,上焦不行,下脘不通意一也,药味虽仅寥寥数味,而措施悉本古人遗范,故能得臻水到渠成之效。于是足征古人立方之精确,阐理之奥秘,远非今日号称科学博士,徒尚形式所可能企及者矣。

(《医界春秋》1930 年 1 月)

【本章按语】

妊娠淋曰子淋,小便不出曰转胞。子淋小便频数,点滴而痛;转胞频数出少不痛。淋属肝经阴亏火烘,转胞因膀胱被胎压住。膀胱只有一口,未溺时其口向上,口端横一管,上半管即名下焦,下半管即是溺孔。未溺时膀胱之底下垂如瓶状,其口在上,与下焦直对,从下焦渗入,故曰下焦者,别回肠而渗入膀胱焉。欲溺时,大气举膀胱之底如倾瓶状,其口向下,从溺孔注出,故曰气化则能出矣。转胞一证,因胞大压住膀胱,或因气虚不能举膀胱之底。气虚者补气,胎压者托胎,若浪投通利,无益于病,反伤正气。

孕妇中气怯弱,不能举胎,胎压其胞,以致小便不通,名曰转胞,转胞病饮食如常,心烦不得眠,亦用丹溪举胎法,以暂救其急,然后以举胎四物汤煎服,服后随以探吐之法,吐后再服再吐,如此三四次,则胎举而小便利矣,如不应,则是有饮,须阿胶五苓散清利之。肾有湿热,而移于膀胱,膀胱受热,失其制水之能,小便频数窘涩,点滴疼痛,宜服加味五苓散,以清热而利水,则小便自通矣。

　　本章即选取了民国医家对妊娠子淋、转胞的论述文献共计 6 篇。其中《妊娠转胞与子淋之区别》提出利水药治之,而愈不通者,补助肾气,肾气一壮,则胎胞自然复旧,膀胱之系自顺而溺下;治疗子淋则分寒热二因而治,热者用五淋汤,虚寒者用五苓散。《钱氏产科验方》介绍了以化气滋肾法治疗子淋的钱氏通淋汤,及其临证加减运用。《妇人转胞证治验》将转胞一症从肺虚、蓄水、下焦宿寒、下焦蕴热分而论治,同时认为本病乃因气化不升,郁于下焦,阻其升降流行之机,故用利小便药不得愈者,投以升提温补之剂,可获奇效。

妊娠痢疾

问妊娠血痢治法

孙用庵

介生道长台鉴，前奉痘之疑问，谅必收下。刻有妊娠九月，素患血痢，前医服药，投以滋补，致滴沥不已。昨延仆诊，视外症遍身微肿，面色带青，少腹气上冲胸胁，六脉濡弱，惟右关稍弦，舌薄白而滑。下痢未止，胃呆不食。仆难于拟方，祈道长速为指示，特此布达，谨请诊祺。

（《绍兴医药月报》1925 年 3 月）

答妊娠血痢治法

史介生

用盦先生伟鉴，前接手书，均已阅悉。治痘之法，不佞已于十二期本报，略陈固陋，谅已台阅。但尊问已隔多日，则不佞之妄答，已属明日黄花矣。转思往者既不可谏，来者尚有可追，吾侪研究学问，固不可以事过景迁，即置之于脑后也。而先生尚有治妊娠血痢之法，虚心下问，兹不佞以管见所及，约略陈之。夫妊娠九月，正是足少阴肾脉养胎，然以素患血痢之人，病根早已深伏。欲治是症，固属为难，若投以滋补之剂，胎虽未堕，而其肠胃中之秽浊，愈不肯下。如以荡涤之法，浊垢虽去，恐不能保其胎元。欲拟治法，须先审其病因焉。

夫大肠为传导之官，化物出焉。然大肠之所以能传送者，全赖于气。气者肺之所主，故大肠之传送，全赖肺气。大肠位居下部，又系肾之所司。《内经》云，肾开窍于二阴，故必肾阴充足，则大肠腴润。然厥阴肝脉，又绕后阴，与胞室并域而居，故肝脉与肠，亦相干涉也。兹据尊函所述，谓外证遍身微肿，面色带青。夫青为肝色，即遍身微肿，亦是肝脏侵脾，脾兼湿浊之象。诚以脾主肌肉，肝主筋脉，所以面色之青，鄙意以为肝之本色焉。且少腹气上冲胸，亦即仲景所谓厥阴之为病，气上撞心之类耳。脉象濡弱，是脾气馁弱之征。右关稍弦，乃肝气横逆，乘侮脾脏所致。舌苔薄白而滑，是脾胃馁弱，略兼湿浊之象，故其胃呆不食也。如是着想，是属肝经血热，渗入大肠之症，且下利后重便脓血者。仲景详于《厥阴篇》中，则知是症，属于肝热为多也。昔人论治痢之法，有调血则便脓自愈，调气则后重自除之意。今当宗此二语为法，以不伤胎之剂与之，如青子芩、生白芍、当归、生于术、桑寄生、茯苓、生地、香连丸之品，藉以清肝而健脾。希冀痢缓而胎安，是否有当，尚祈高明指政。

　　专此奉覆，即请

台安

（《绍兴医药月报》1925 年 3 月）

妊娠子痫治愈

周小农[①]

　　[病者] 孙云妻，年三十余，青山湾人，已育六胎，藜藿操劳，壬戌荷月诊。

　　[病名] 妊娠子痫。

　　[病因] 天暑且旱，所饮山涧，伏热夹积，蕴于盲肠，兼症肝气撑胀。

---

　　① 周小农（1876—1942）：名镇，字伯华，江苏无锡人。17 岁随同乡邓樊和学医，复得名医张聿青传授，后行医于沪，兼善堂局特约诊务，并专任警署医职。1911 年，回无锡任《医钟》（刊）编辑。曾积极参加全国中医界反对余云岫等"废止中医"提案的抗争活动。后任中央国医馆名誉理事。

［症候］怀孕七月，腹痛痢下白腻，日夜八九十次，临圊后重，胎气甚动，腰部作酸，通宵不眠。

［诊断］脉数如沸，苔黄口燥，询知曾服大烟过笼水，闭塞湿热，积滞子宫，因后重下坠，深恐流产。

［疗法］清伏热，导积滞，养胃液，疏肝气。因病者腰酸神乏，每日下床临圊八九十次必致小产，即令以粗草纸十余垫于臀下，卧而便解，不许下床，便桶近床，痢后即撤纸弃去。下积用润导，不用攻伐。

［处方］益元散三钱（荷叶包），扁豆花三钱，银花五钱，白头翁三钱，川黄柏三钱，黄芩二钱，荠菜花一钱，归身五钱，白芍五钱，川石斛三钱，贯众四钱，山楂二钱，赤沙糖二钱（炒焦），生于术二钱，荷蒂五枚。

外用野苎麻根一两五钱，煎汤代水。

另香连丸钱半。苦参子自敲囫囵者五十粒，冰糖汤过下。

复诊 服药后便粪较白腻为多，腰酸畏烦，里热易汗，肛灼溲热，下积极秽，热毒深沈，兼挟肝气撑胀。妊娠患此，势属重险。

白头翁五钱，秦皮一钱，黄柏二钱，银花五钱，扁豆花三钱，大青八分，归身四钱，白芍五钱，川石斛四钱，淡子芩二钱，于术三钱，川断肉五钱，川楝子二，防风根七分。

外用净山土两包（掘地三尺，黄色）、野苎麻根一两，煎汤代水。

另香连丸二钱。自加苦参子五十粒，冰糖汤下。

又肝气撑胀时用伽楠香八厘，上雄黄一分，鸡内金一具，研末冲服。

三诊 下痢便秽为多，次数已减，右脉较濡，左脉尚形数疾，腰酸气滞即痢，轰热口燥，暑热积滞，留恋，气阴均伤，有流产虚脱之虞。再扶元达邪，清热化积，兼和肝气。

鲜石斛七钱，北沙参五钱，地榆三钱，桑寄生五钱，竹茹三钱，金铃子炭三钱，淡子芩三钱，鲜青蒿五钱，白头翁五钱，秦皮一钱，白芍五钱，银花一两，黄柏三钱。

另山黄土四两，荷蒂三枚，野苎麻根二两，草一两煎汤代水。

另香连丸一钱半，苦参子五十粒，冰糖汤下。

清晨另服山栀末二钱,冰糖汤下。

四诊 子痢大减,白腻已少,便解秽气已轻,口渴腰酸均觉轻减,得酣寐后,形神亦振,脉左数疾亦减,虚体伏热,夹积未彻,还宜慎旃。

鲜石斛五钱,知母三钱,花粉三钱,竹菇三钱,桑寄生五钱,丝瓜络五钱,白权花二钱,白微二钱,白头翁五钱,秦皮一钱,白芍五钱,金铃子二钱,黄柏三钱,黄芩二钱。

外用陈蛰二两,野苎麻根二两山,黄土三两包,草薢一两,煎汤代水。香连丸钱半,苦参子五十粒,冰糖汤下。

翌晨另服黑栀仁二钱,荷蒂四枚研末服。

[结果]痢日夜仅数次,乡愚以为大幸,辍药不延医,迁延月余流产,自服参汤调补而康。

(《医学杂志》1927 年 12 月)

谈 谈 胎 前 痢

蒋右良

痢疾一症,难言之矣。《内经》谓之肠澼,亦曰滞下。《金匮》以呕、吐、哕、下利合为一门,盖以三者,皆手足阳明所生之病也。其下利之治,则又似《伤寒论》中厥阴经本证,似与下痢脱略,《经》旨"通因通用",是治痢一定章法。孰意此"通"字者,乃宣通之义,非通下之通,以暑湿热邪滞肠胃而宣通之也。读者误解经文,牵强附会,妄谓滞为食滞,通则不痛,而用峻攻急下,噫,迂矣远矣!

考下痢之治,《机要》云"后重则宜下,腹痛则宜和,身重则除湿,脉弦则去风,脓血稠黏以重剂竭之,身冷自汗以热药温之,风邪内结宜汗之,鹜溏而痢宜温之",皆通之之法也。洁古有大黄汤、芍药汤、加减平胃散,皆通之之方也。如休息痢之大承气汤,噤口痢之仓廪汤,酒痢之葛根汤,肺痛[①]之紫

---

① 痛:疑作"痢"。

参汤,亦通之之治。皆宣通之义,与通下之通迥乎别矣。

然而"通因通用",能治诸痢,不能治胎前痢。叶氏云:"最难愈者,莫如休息痢;最危险者,莫如噤口痢;而胎前痢较休息噤口为尤甚,非通法可以愈之。"曾读胎前痢,有三禁五审之条,故特为揭出,并次管见,以供海内之高明考核云。

三禁:一禁——荡涤肠胃则阳气下陷,胎元愈坠。二禁——渗利膀胱则阴液脱亡、胎失荣养。三禁——兜涩气滞,浊气滞而后重转加。

五审:一审——饮食之进与不进,如清理积滞则饮食进矣。二审——溲之通与不通,如升清降浊则水道自通。三审——腹之痛与不痛,如红痢急痛者为火,白痢虚痛者为寒。四审——后之重与不重,如初痢后重,宜开通其滞,久痢后重,宜升举其阳。五审——身之热与不热,如人迎浮数,先用和营透表,疏解后再行清理。

由是以观,善治孕妇痢者,宜调气为先;夫调气之法,如炉冶分金,已败之精血,则随气而下,未伤之津液,统之而安,不善治胎前痢者,惟守"通因通用、痛无补法"之说,峻用苦寒荡涤,使未伤之津液,溷厕败秽之中,建瓴而下,在胃气有权者,尚可胜其药力。若肾气不固之人,秘藏不密,五液尽随转痢药注下,则精神血液,随之告竭,能保其胎气无虞乎。

再按胎前痢,诸书先后引证相同,其法却与治常痢有别,然皆不外乎五行生克、五色五液之说;至《医通》之三禁五审,古先哲俱未论及,此乃张氏独出心裁,诚高人一着;所言如是,谅亦诸学者所首肯焉。

(《光华医药杂志》1935 年 7 月)

【本章按语】

痢疾,指痢下赤白脓血、腹痛、里急后重为临床特征的一类疾病。对应西医的细菌性痢疾、阿米巴痢疾等疾病。而妊娠下痢,指的就是妊娠妇女合并痢疾的特殊疾病状态。胎儿生长,全藉母体气血以滋养,下痢一证耗气动血,于母子皆有伤害。现在医学亦认为,妊娠合并腹泻状态易致电解质紊乱、子宫收缩等,严重可致流产等证。

幸而随着近现代卫生条件的逐步提升,痢疾一证已大为减少,妊娠合并下痢则更为少见。但鉴于该病对孕妇的危险程度之甚,本书仍将其单独编撰成章,望读者可由民国医家的论述对该病一窥其门径,一隅而三反。

本章即选取了民国医家对妊娠下痢一证的论述文献共计 4 篇,包括治疗原则、病案与问答等。

其中蒋右良的《谈谈胎前痢》明确指出了妊娠下痢与常规下痢治疗方案上的区别。认为妊娠下痢当遵循《张氏医通》"三禁五审"之原则,认识禁忌证及明确辨治要点。并在此基础上提出了"调气为先"的治疗原则。该观点与史介生在《答妊娠血痢治法》中所提到的"调血则便脓自愈,调气则后重自除"不谋而合。该文对孙用庵来稿的提问进行了详细回答,从病机到治法逐一剖析,将"气血双调"落实到了具体用方之中。周小农之《妊娠子痢治愈》则更为详细地记述了一则病案,经过前后四次诊疗,明显改善了一例妊娠下痢患者的相关症状。其描述之详尽,理法之严谨,是如今不可多得的学习资料。

妊　娠　杂　病

妊娠疫疹治验

毅炜彤

　　徐氏妊娠六月，患疫疹，邀毅诊视。头目浮肿面赤，遍身疼痛，胸腹郁闷，头脑剧痛，脉数，疹形略见头面，狂躁不安。家人惶恐，祈神许愿。毅曰：神鬼之事，何足信哉？盖热毒盘踞于中，则烦躁不安；热气上蒸，则头脑剧痛；疫疹欲出不能出，正在战出之候，则遍身疼痛。妊娠患是症者，最为危险。何则？母病热疫，则胎亦热，胎热则动，疫火煎熬，恐有堕胎之患。

　　少顷，疫疹通身遍出。邻人在傍云：麻疹全身既已出齐，虽有烦躁，亦无妨害。余曰：汝等不知本年患是症者，皆非真正之麻疹。古人所谓瘟疫流行者，即此等之症候是也。虽全身出齐，而亦有异同之点。疹形松浮者轻，紧束者重；红活者轻，紫黑者重。况伊之症，疹形紧束而兼紫黑，形虽见于外，而毒根深藏于内，故胸腹郁闷不安。前人谓胃热将烂之候，指斯时也。若不急治，危在顷刻。拟用余师愚清瘟败毒饮，加紫草茸。

　　服后片时，即小产一女。产后瘀血不行，腹大如未产之状。患者似觉尚有一胎在内。小顷，又产一男。但腹痛如前，家人随向邻家寻觅姜来煎汤与服（吾台风俗产后必食姜炒米饭等）。余闻其言，竭力阻止。若服此等热物，人必狂躁，不可疗救。不但目前不可服，即至数日，亦切勿一滴于唇。再拟一清热去瘀之方，即当归、川芎、赤芍、生地、丹皮、桃仁、泽兰、黄芩、益母草、紫草茸、制香附、甘草等味。书毕，嘱服数剂，余即返舍。

随后伊母家请一专科麻痘之老医来诊,病家即将余之言告曰,不可服姜等云云。老医曰,产后无姜,不能去瘀,不妨服下。幸病家素信鄙人,且观其症,果系热病,老医之言似欠妥当,姜等未敢与饮。老医书方与服(未知拟何等方),服后烦躁,仍用毅所拟清热去瘀之原方服数剂而愈。

按:吾台专科麻痘,类皆不能博览,仅购书一二种,依样葫芦,不知病变随症加减。况麻科之书,尤属寥寥罕见。即有而不及疫气流行之理论治法,无怪乎产后无姜,不能去瘀之语说由来也。且本年瘟疫流行,正月起,至今尚未断绝。如疫痘、疫疮、疫疹、疫咳等病症。东南未平,西北又起。死于非命者,不知凡几。殊深痛惨。如吾黄之新桥管、廓屿岙、上云墩数村为尤甚。患疫痘死者十之八九,疫疹死者十之三。医者作正痘麻疗治,用温补顶托,错药而死者亦十之二三。惟疫咳侵于小儿,村村俱有,极其繁多。父母不知,以小人咳嗽为平常之症,不服药可愈。至咳久医治不及而死者亦十之二。

鄙人诊,治见有疫气传染,不论痘疮麻疹之属。如遍身疼痛,有汗烦躁,其脉浮沉皆数,则用清瘟败毒饮加减;无汗烦躁,遍身疼痛,胸腹胀闷,脉数便结,憎寒壮热,则用防风通圣散加减;若轻症但寒热咳嗽发疹,用银翘散加减。或用荆芥穗、防风、连翘、牛蒡、桔梗、杏仁、前胡、葛根、甘草之属。如用加味,或生地、丹皮、紫草或花粉、银花之类,相出入。治愈者约十之八九。观此,医者必须随机达变,切不可拘泥于专科之书明矣。

(《神州医药学报》1914 年 5 月)

答刘焕章君问孕妇足疾治法

黄国材[①]

据称贵同人丁学贤君之妻,年三十岁,每怀孕六七月后,其右大腿则现青筋

---

① 黄国材:著名西医。台湾台南人。20 世纪 30 年代曾任鼓浪屿博爱医院外科、皮肤科主任医师。抗日战争后返台行医。民国三十六年(1947)受聘为同安公立医院院长,擅长外科,兼治皮肤花柳科、眼科,后因右臂损伤,放弃外科手术,转诊内、儿科。亲自配制各类药膏,对疣疮、皮肤病疗效显著,流传于同安县民间,医术精湛,众望所孚,饮誉银城。

云云。盖依近今解剖实验,而人身之血,由动脉管发出,则由静脉管回归,所云青筋,即是静脉管,因该妇胎儿偏系于子宫之右至六七月,胎儿升至脐上二三寸,压迫右走大腿之静脉,以致血流缓慢,炭气郁积,故发现青黑之色。前总督张之洞之夫人,每孕七月,胎即坠,百医不效,经西医查知子宫一肉瘤作碍为割去,遂收全效,今丁君之妻之足疾,欲完全告愈,盍向西医一问津乎,姑拟二方。

（1）吉林参二钱,上安桂一钱,漂白术二钱,白茯神三钱,共煎服。

（2）西方：实荄答利斯丁几二分,斯笃洛仿斯丁几二分半,开水一两,和匀分二次服。三日后减去前一味,仅服后一味,是为至要。

（《绍兴医药学报星期增刊》1920 年 5 月）

胎前产后症治三则（节选）

于平施

胎前晕症

胎前无故忽然昏眩跌倒、不识人者,认误中风。孰知此乃胎晕,胎气为患所致,症名子悬。宜紫苏饮加贝母之类。即将产之月昏晕者,还是安胎为主。

（《中医杂志》1921 年 12 月）

因胎产害目论

喻万邦

呜呼！目病亦多端矣。有因风因毒者,有因痘疹因胎产者,屈指缕计,百有余症。是不论他症之害目者,如何第以胎产害目论治之？原夫妇人之怀孕也,盖藉肾中之阳气则化水以养胎；胃之水谷则取汁化血,从冲任二脉下注胞中以护胎。胎中水足,则血不燥；胎中血足,则气不亢。气血调和,则何病之有？

今因胎而更及于病目也，一因气血不和，否塞中州，则阴阳未免间隔；一因外感六淫，由表传里，则脏腑有失生机。苟治之者，偶一不慎，则俄顷之间，两命是寄。将谓疗以消利，固知有故无殒；将谓投以温补，而内外不对症，进退维谷，事属两难。治之之法，其实善用内护外劫，且益且损之剂治之（如保胎流气饮、保胎清火汤、正气天香汤等）。则气流血行，表邪外达，胎其保而病亦潜除矣。

至若产后之症，盖妇人临产，百脉动摇，苦不胜言。迨既产也，则血下阴脱，阳气萧索，而怀虚已若空谷矣。况产后小儿复食其乳乎？乳也者，人身之精血所化者也。是故虽善卫生者，翼翼小心，百般爱养，乌能猝复其天禀，所以一切外邪，乃得乘虚侵犯，正衰邪盛，内外交攻，则人身精华枯萎。枯萎则目中神膏失其化源，化源失是以因产犯目病者颇多。惟其犯病轻重、内外各随人之所受而不同。有湿烂头风者，则因窍虚不密，引入风邪所致者也；有患热病而伤目血为外瘴者，则因阴虚劳碌及恣辛嗜热所致者也；有成冷热泪流，内瘴昏蒙等症者，则因劳瞻竭思，悲伤过度，哭泣无时所致者也。然虽有内外瘴翳、红赤肿痛之各异，而一溯其本要，皆不足之所致。治之之法，不必拘泥其翳膜红肿，当以大补微和之剂（如人参养荣汤、人参补胃汤等），或以养荣散郁之剂治之（如四物补肝散、四制香附丸等），则鲜有不见效果者也。切不可施寒散及轻用伐肝之剂，且尤宜急治，不可迁延时日。盖恐日久则气乱血凝而病深入，取效难矣。

邦也才疏学浅，而医理无穷，倘承高明者，以为可教而辱教之，则庆幸无极矣。

（《绍兴医药学报》1922 年 11 月）

孕妇寒中少阴厥症治验

胡天宗

邻妇王氏，年廿七岁，身怀八月。本年正月间，忽患脐腹痛，时起时伏，兼嗽呕吐，寒热无汗，得饮便呕，纳食作吐。彼家以为感冒伤风，毫不介意。延至旬日以外，腰脊头痛，胃气钝极。忽然半夜昏厥人事不知，揪刮始苏，奄奄一息，目不见人影烛火。病家以为有邪祟也，卜祷不验，次早延予诊视。

按脉沉迟，舌苔薄白，唇肉指甲色淡，肢凉气短，精神顿挫，双目眈眈无见，呼之不应。病者自叫难过，口虽渴而不欲咽，形势极危。予再四思索，怀孕八月之久，手阳明脉养胎，其经属大肠。此时胎儿九窍皆成，断为寒中少阴，以致脐腹痛而呕吐；以寒邪挟肾水而上凌于心，寒闭胎窍，故心胸难过；寒入则命火衰，肾寒则子宫亦寒，手足厥冷者，脾胃寒极之兆也；久吐必伤气分，脾胃空虚，瞳人内含液少，不能反应外光，视不见物；症延日多，宗气大虚，清气不升而无神，浊气不降而痰聚。《内经》云气脱者目不明，当温补。急须散寒救胎，遂用台参、当归各一两，土炒白术五钱，怀山药八钱，木香、炒吴萸各二钱，制香附、附子、肉桂、干姜、甘草各一钱。恐党参力薄，复另买别直参三钱浓煎冲服。药服三小时，肌肤四肢温暖；二渣服下，更静人事清白，神气大振，目光视可见人。次早复诊，接进补中参归脾汤出入，四剂收功。

按：此症口渴不欲咽饮，断为真寒假热。甲白唇淡，知为少阴中寒。若不辨症明晰，稍加寒性药味，其祸害可胜言哉。

（《医学杂志》1925 年 6 月）

孕妇中风—脑充血—治验记

张少波

周妇怀孕四月，始患温病。治愈之后，陡然喜笑痉瘛，继而右手足抽搐，口眼歪斜，肌肉蠕动，牙关紧闭，但呻吟而不能言语。延丁济万君诊治，断为邪入于心，肝风挟痰所致。遂投熄风涤痰，清神开窍之剂，如羚羊片、石决、桑叶、菊花、茯神、远志、连翘、川象贝、竺黄、胆星、菖蒲、竹茹、竹沥、牛黄清心丸等。服一剂，翌日，痉厥抽搐渐定，神识略清，牙关紧闭亦开。但右手拘挛，未能屈伸，尚虽言语，仍守原法，略行加减。于方中去牛黄清心丸，加钩钩、生地。连服两剂，诸恙若失，再用调理法，以善其后。得奏全功，亦可谓幸矣。

波按：此证，有闭脱之分，须加详审。闭证（即西医所谓脑充血）必牙关紧闭两手握固,非若脱证(即西医谓脑出血)者之牙关松懈,两手瘫缓,以及遗尿直视等见象也。既辨为闭证矣,则当至宝丹、牛黄清心丸选用,以开窍为急务。既辨为脱证矣,则当独参汤、参附汤酌用,以救脱为要着。当此命之存亡关头,设或辨证模糊,不识闭脱,以闭证误认为脱,而用参附以补之,以脱证误认为闭,而用至宝牛黄清心等丸以开之,则死不旋踵,医者其无咎乎?

今该妇始患温病,津液暗耗于先(温病最伤津液,故先哲有温病以存津液为急务之说也)。血乃津液所化,津液既以温病而受劫,则化血之源自少。且该妇本为血亏之体,又当妊娠四月,血液培养胎元之时,夫人身血液有限。以此三大挫折,则血之遗乏可知矣。肝性刚而主筋,为风木之脏,全赖血液以荣养。血液大亏,肝失涵养,生风生火,外风乘隙而入,引动内风。火灼津液为痰,先哲所谓痰为火之标,火为痰之本,以及怪病多因痰而成者是也。邪入于心,心气实,则笑不休。肝风挟痰,横趋络道,上阻廉泉,血不荣行筋脉,所以为痉厥抽搐,口眼歪斜,肌肉蠕动,不能言语,牙关紧闭等证也。且拘挛与不用,俱偏于右,亦为着眼之处。以右属血虚,左属气虚。古人之所以分左瘫右痪,盖本此也。

方中羚羊片、石决、桑叶、菊花、钩钩平肝熄风;菖蒲、牛黄清心丸清神开窍;竹茹、竹沥、胆星、竺黄、远志、川象贝豁化其痰;生地专养其血(治风先治血血行风自灭之意)。血足则肝自平,肝平则风自熄;痰化则窍自开,窍开则神自清。风熄痰化,窍开神清,而诸病霍然矣。考之中医妇科书之孕妇而患此症者,名曰子痫,是亦一说也。

(《医界春秋》1927 年 4 月)

孕 之 辨 治

萧延平 [1]

孙真人云:妇人之病难疗,比之丈夫十倍费功。盖妇人异于丈夫者在

---

[1] 萧延平(1860—1933):字北承,湖北黄陂(今属武汉)人,清末举人,1918 年任国会参议院议员,1923 年任武昌医学馆馆长,校勘印行唐代抄本《黄帝内经太素》,著作有《心学平议》。

月经，不独期之或先或后，或行经腹痛，或颜色不正。病者既隐曲难宣，医者复不暇虚怀询问，易致偾事已也。其最宜留意者，即在一二月内经水忽停，于闭经受孕二者辨之不明，误投方剂，贻误匪轻。

余今年春适姻友子媳偶停经二月，众医均以为闭经主攻，随延余诊治。余切其六脉均调，不主用猛攻之剂。病者告以腹有小块，上下无定，时或作痛。余乃用佛手散一剂而气块渐消，腹痛亦减。继服至四五剂，不但气块消灭，而孕已有形。近已七八月，产有日矣。原佛手散平淡无奇，且为妇科必用之药。经闭即能调和血气，有孕复能保产安胎，余屡试屡验。

方用当归、川芎各一两，葱白十茎，糯米酒一杯，水三大碗，煎汤频服。

犹忆前清己酉岁，余掌武昌医馆。时适武昌府经听周君，其夫人停经五月有余。诸医迭进攻剂，病者气坠腹痛，势甚危殆。余切其脉，断为受孕。周君初亦疑余言。余反复陈说，始进佛手散一帖。病势轻减，继用养血安胎之剂，不数日而胎势毕露。越四月余，竟举一男，母子平安。则知轻药能愈重病之，说信有征也，幸勿以平易而忽诸。

（《医学杂志》1928 年 8 月）

妊妇瘀血证之研究

萧俊逸

瘀血证以妇人为多，人皆知之。然妊娠中之有瘀血证，人多忽之。良以医者，每遇妊妇疾患，咸斤斤于保胎，惟恐其胎之下坠，鲜有议及妊妇之瘀血者。

患本证者，苟迁延不治，必致流产。因其子宫内有瘀血，胎在子宫日益长大，瘀血亦日益积多。因此子宫之空间，日益窄狭，至不能容受时，瘀血与胎儿迸挤而下。时间多在妊娠前半期，后半期甚少。常有妊娠服补药而致小产者，是必子宫先有瘀血，瘀血得补，气机愈滞。夫既有瘀血之障碍，又益补以滞气，气滞血愈瘀，其胎焉得不堕？且其所用之药，又必系呆补而少调气行血之品。若补剂中佐以调气行血之药,则本症轻者,亦可得以保全无恙。普通所用之保产无忧散、紫苏饮、安胎饮,其所以能保胎者,以其调气行血之药,占全方十之八九,故有相当之效果。如保产无忧散中之归、芍、芎、艾叶、贝母、羌活、枳壳、厚朴、荆芥、生姜;紫苏饮中之苏叶、大腹皮、归、芍、芎、陈皮、葱白、生姜;安胎饮中之归、芍、芎、苏叶、陈皮、香附、砂仁,是也。气调血活,瘀血何自而生? 即有些小瘀血,亦必潜消于无形。然瘀血之重证,又非此三方所能奏效,必用桃仁、红花、牛膝、灵脂、三七之类,以破瘀活血,始克获效。以上诸药,皆为妊娠所忌,世人畏之如砒鸩。纵医士有明确之诊断,而病家不敢服,不知有故无陨(陨者,言胎之堕落也),何畏之有? 只须诊断确实,放胆用之,万无一失。夫有是病而用是药,虽攻破之药,亦为可贵。今人不审病情如何,只论药而不论病,舍当用之药而不用,殊属莫解。愚临症以来,历用破瘀之剂,以治本症,从无一失。兹举数案,藉资佐证。

(1)内子生产艰危,民十四,再产后即服断产药。至民十六,经停两月,恶心呕吐,食欲不振,时吐清水,腹部胀满。以上症状,虽为妊娠初期之征,然闭经血瘀,亦有此现象。况曾服断产药,又加腹部胀满,意其必系经停血瘀为患。径用桃仁四钱,红花三钱,牛膝一两,当归尾三钱,炒穿山甲三钱,连服五剂。诸症皆除,食量陡增,腹亦不胀,但经水仍不行,而腹部日益隆起。至此始知有妊,及足月产一女。自是以后,对于妊娠初期各种疾患,益加细心体验。知妊娠因瘀血为患者其多,恒称病之轻重,投以化瘀法。体弱者加参芪,寒者加温药,热者加凉药。无不应手而愈,从无一失。

(2)同宗启南兄令堂,经停两月余。精神不振,食减,少腹结一癥瘕,大如杯。延予诊,予曰:此妊娠兼瘀血,当去瘀以安胎,否则胎必陨。幸病家笃信于平日,遂不迟疑。乃连进大剂消瘀(方内用藏红花二钱,因藏红花较川红花力大数倍)。癥瘕全消,神怡食增。足月产一男,今已四岁矣。用大剂破瘀,病愈而胎无恙,人皆以为奇。

(3)周妇年二十余,未经生产,系一贫血体质。平日经水,时闭时行,所下不多。去春三月,忽神疲体倦,头眩痛,时觉凛寒,脉象细数而涩。予断其阴虚血滞,而不能决其有妊。投以补血破瘀之剂,病家曰:设系有妊,宁不妨胎。

予曰：如系有妊，更须化瘀以保胎。此予平日亲自经验，请勿迟疑。于是连进数剂，经行数日，所下皆黄水紫血。诸症遂愈，更以气血平补佐以化瘀之品，以善其后。自是以后，体健食增，经不再至，而腹膨胎现。至十月间果产一儿，此症若怀疑惧，而不敢用破瘀之药，则匪特病难即愈，胎亦莫保，势必陷于流产。

妊娠瘀血证之诊断：胸膈满闷不舒，不知饥，时作噫声，时吐清水，恶心呕逆（以上诸症，痰饮停蓄，亦有此象）。背心凛寒，或夜热早凉，腹中胀满或痛。平日经水不调，目下及环唇色青黯，脉象带涩。

查妇女界中每岁患小产者甚多，受瘀血之障碍者占一大原因。瘀血性小产者，产后若不施以化瘀法，下胎又必小产。《医林改错》少腹逐瘀汤，小产后（属于瘀血性者）服之可保以后不再小产。或于受孕三月时服之，亦可保无小产之虞。体弱者酌加参芪，体热酌加芩连。

附方

保产无忧散：菟丝子一钱四分，当归一钱半，贝母一钱，艾绒九分，甘草、羌活各五分，枳壳六分，厚朴七分，黄芪、荆芥各八分，川芎、白芍各一钱二分，生姜三片。

紫苏饮：白芍，当归，川芎，甘草，人参，陈皮，大腹皮，葱白，生姜。

安胎饮：人参，白术，当归，川芎，白芍，陈皮，砂仁，香附，甘草，紫苏叶，黄芩。

少腹逐瘀汤：炒茴香二分，炒川姜一钱，玄胡索二钱，五灵脂三钱，没药一钱，当归三钱，川芎一钱，生蒲黄三钱，桂枝一钱，赤芍二钱。

（《医界春秋》1933 年 9 月）

孕 妇 发 斑

魏雪芳

编者先生大鉴：

雪于前数月曾视一妇，怀孕已有六七月，因得感冒，旋又发斑。考之医书,斑疹为温毒所成。然据前医所用,为辛温发散之剂。至雪往诊时,已热静身凉,斑色暗褐。脉虽数而无力,惟心烦胸闷颇盛,颧红面赤,苔黄带灰。即施以补养安胎,兼以消毒之品。岂知药进而更剧,再剂而命毕。

从此以后,诊病畏如虎狼,然又无处可磋。至今思之,怅恨奚如,故特恳先生代为解答。

此病初得感冒时,用辛温发散,是否适合?至雪往诊时,系用何药,补养安胎,是否可用?乞以详细答复,以免将来再踏覆辙,不胜盼感之至。

敬请

编安

魏雪芳上

廿三,一,八日①寄于海门

覆

此病前后皆属误治,前医用辛温发散,使温毒愈炽;嗣后又用补养安胎,毒势更甚,以致不救!当阁下往诊时,即宜用黄芩、鲜地、石膏、连翘、芦根、荷叶等品,清热解毒,何能拘拘于安胎补养耶?一服身凉,斑色退淡,若脉象仍然数至,津液未回,再加麦冬,少增参叶,即安。

编者

(《光华医药杂志》1934 年 2 月)

怀胎四月,头眩腰酸,心烦内热,小溲频数,白带淋漓,舌苔薄黄而腻,脉象细滑而数试拟方案

管愈之

《经》曰,中气不足,溲便为之变。又曰,脾传之肾,少腹冤热而痛,出白。此病小溲频数,白带淋漓,当属于脾肾之病矣。盖脾主运输水津,肾主分泌

---

① "廿三,一,八日":应为民国二十三年(1934),1 月 8 日。

尿液,脾虚则运输失常,津液不得四布;肾虚则分泌无权,湿浊不得排除,以致津停为湿,湿郁生热。湿热蕴于子宫,故为白带淋漓,湿热蕴于膀胱,故为小溲频数,且湿热上蒸则心烦,湿热内郁则里热。是皆脾肾虚而湿热为之祟也。腰为肾之府,头为髓之海,髓生于肾,肾居于腰,腰酸头眩,亦是肾虚之征也。望其舌苔薄黄而腻,薄为虚,黄为热,腻为湿也。诊其脉象细滑而数,细属虚,滑属湿,数属热也。怀麟四月,恙延多日,以此娇嫩之胎,奚堪疾病之侵。且胎繁于肾,又摄于脾,脾肾既虚,胎元安保?况胎居子宫,前毗膀胱,湿热蕴于子宫膀胱,必致累及于胎,甚可危也。勉拟固真饮加减,补脾益肾,化湿清热,是否有当,尚祈明政。

土炒白术一钱八分,酒炒子芩九分,肥知母一钱八分(盐水炒),厚杜仲三钱五分(盐水炒),川断肉二钱四分(盐水炒),怀山药三钱五分,左牡蛎五钱(煅),剪芡实三钱五分,扁豆衣三钱五分,陈广皮一钱二分,川贝母二钱四分(去心),抱茯神三钱五分,白莲须一钱。

(《苏州国医杂志》1934 年 3 月)

秦氏妇妊娠伤寒

邹趾痕[1]

秦氏妇,年三十四岁,怀妊七月,患伤寒。病头项强,身疼腰痛,骨节疼痛,恶风寒战,无汗而喘,鼻鸣而呕。

俗医不知伤寒病之治疗法,谓妊娠伤寒,不宜用仲景治疗法。仲景之方,妊妇不可服,服之堕胎。当用王海藏妊妇伤寒法,既可却病,又可保胎,斯为两全。病家惊为学识宏富,倾诚倚任,服俗医方,病日加剧。俗医不知变通,糊涂处方,日趋沉重,至于昏愦不识人,谵语时作,手足躁扰,循衣摸床,危险万状。

---

[1] 邹趾痕(1851—1938):名代权字子衡,四川巴县(现重庆市近郊城区)人。早年行医,在重庆创办中华天年医社。1925 年参加发起华夏医学会,后又发起成立全国性的"中医御敌团",反对废止中医。

病家始觉庸医之误，迎愚往诊。愚曰：无论有妊无妊，凡患伤寒寒病，皆当用仲景法。有何病，当用何方，证必合方，方必合证，能使重病减轻，轻病速愈，胎自可保。此理之显而易见者也。彼王海藏者，生于中国，不知我中国尚有参赞化育，光于日月之道。彼以道俗庸浅之方，感世致富，知足而退，不失为良心未泯之人。殊知彼贪心无厌，敢于造此妊妇伤寒一书之邪说，遗害于万世。吾不知彼居何心。得毋曰：害人之术不嫌多，害己之术不可有乎。

此病初起，本是太阳伤寒，寒邪初入皮毛，理合用仲景麻黄汤发汗可愈。前医不能用，皆由不知伤寒之过也。今病已濒危，命不可知，尚何胎之可保？今诊得脉弦而不涩，尚有一线生机。仲景云：日晡所发潮热，不恶寒，独语如见鬼状。若剧者发则不识人，循衣摸床，惕而不安，微喘直视，脉弦者生，涩者死。今脉不涩不短，或可挽救。方用黄芩汤，加黄连、麦冬、生栀子。以泻心热滋心燥，即以保安心神。三日后，身微汗，神识稍清，手足躁扰不作。愚曰：可通大便矣。以大承气汤下之，得大便，微思食，循衣摸床亦解，遂脱险。此后病虽变幻多端，而因病处方，尽可雍容应付。二十日后，乃占勿药，胎仍无恙，妊满十月，居然生子。

（《医学杂志》1934 年 12 月）

妇人科最多见的几种病症（节选）

徐伯元

子眩

［原因］妊妇卒倒，旧称子眩，又曰儿晕，为孕妇束带过紧，或着狭小衣服，皆足致之，或于热闹之戏院会场，娱乐场所，人数众多之处，呼吸不洁空气，他如七情感动，久受温热，亦皆起病之原。

［症状］突然晕倒，不省人事，面色苍白，目定口呆，四肢发痉，约数分钟至一刻钟，然后苏苏。

［治疗］务须祛除一切原因，如束带勿过紧，勿穿狭小衣服，如病已发作，宜解松衣服与带，速为注入强心剂。

（《国医导报》1939 年 11 月）

【本章按语】

古云，"宁治十男子，莫治一妇人"，诚以女病倍于男子，妇科疾病种类繁多，病因病机颇为复杂，应把握妇人生理病理特点，根据脏功能失调，气血不和，冲任阻或失养的具体情况，综合分析，具体辨证，"有是病，用是药"对证治疗。

本章主要记述了妊妇伤寒、疫疹、眼疾、眩晕等各类妇科杂病的病案。

《秦氏妇妊娠伤寒》以仲景法治妊妇伤寒，提出"证必合方，方必合证"，批驳俗医不知伤寒病之治法，谓妊娠伤寒，不宜用仲景治疗法，不知变通，糊涂处方。《妊妇瘀血证之研究》论述了妊妇瘀血证的病因，其迁延不治，必致流产，而普通所用之保产药物难以奏效，提出针对瘀血之重证用破瘀之剂，并列举数案，藉资佐证。《妊娠疫疹治验》以清徐氏妊妇疫疹一案，引出作者清瘟败毒饮、防风通圣散、银翘散加减治疗痘疮麻疹经验，并认为治病必须随机达变，切不可拘泥于专科之书，依样葫芦。《胎前产后症治三则》《妇人科最多见的几种病症》从病因、症状、治疗，论述了妊妇眩晕安胎为主的治法。

妇科疾病错综复杂，本章中多位医家皆提到治妊妇当随机达变，不可拘泥古法，需当重视，以供参考。

妊娠与痨病辨

妇人病痨似孕受孕似痨辨

赵逸仙

痨重且难治之候也，孕则似病而非病，即有病亦不如痨之难治也。然则何辨乎似，不知万事皆有两端，有受孕似痨，即有病痨似孕，仆不敏，敢以平日所亲历者言之。其孕似痨症者，初起气逆厌食，疑胃虚也。红潮不至，疑血衰也。肌肉渐瘦，疑阴亏之至，精华不外发也。腹日坚大，疑瘀血停滞，新血不能生也。而子嗽一症，尤为似痨之依据。更有虚弱之体，虽怀孕多月，而腹如故者。虽停经多日，而脉亦如故者。凡此数端，每难确指为孕，往往误认为干血痨，非破血，即通络。吾恐药一入口，而胎即下矣，医者能辞其咎哉？其痨而似孕者，若作孕治，则所关者大矣。吾绍习俗，妇人经水不来，必取决于专门产科，往往误断为孕，勿疑为痨。医而良，痨为痨，孕为孕，自能洞见隐微。医而不良，则以痨为孕，诊断全非，疗法迥异，历久恐难救药。仆历观病由，则有显而易见，隐而难测者两端。其显而易见者，如咳久伤肺，郁久伤肝，泻久伤肾，虑久伤脾之类，皆能致痨。详察病情，断不至于误治。其隐，而难测者，或经未尽而遽合，则经不通，此似孕者一也。或多合而精液亏耗，则经渐少，此似孕者二也。或无子而多服辛温之桂附，滋补之参地，既耗其血，又滞其气，而信水竟不至者，此似孕者三也。更有暗有之说，为害更甚。妇人体质亏弱，历产多男，又复经年乳哺，儿未断乳，母已大虚。庸浅之见，反疑怀娠者，此似孕者四也。又有年长之室女，守节之寡妇，血脉多郁，停经乃其常事。病者如不明言，医者先已误会。此似孕者五也。此犹言其常也，若既痨之后，又复受孕，名抱儿痨，十月之内，病必加重，迨既产即增剧而亡矣。此虽不多见，而百中亦遇一二，全在医者详审明辨，勿卤莽，勿轻率，虽在疑似之间，而可凭者究有数端。一痨症之脉多弦数，孕妇之脉多滑疾，此脉异也。二痨症之舌多绛赤，孕妇之舌多腻滞，此苔异也。三痨症必咳血，或精滑，而孕则无之，此病异也。痨症必发热，或盗汗，而孕则无之，此证异也。又复问其平日经来之迟早多少，或未至而痛，已至而痛；或数月一至一月数至；或及期不至，口鼻出血；或来时仅见，症结已成，有此诸症，而后停经者痨也，反是则可思矣，仆不敏，敢以肤浅之言，质诸大雅。

犀角泽兰汤方：犀角，泽兰，元参，旋覆花，生地，花粉，茯苓，牛膝，桃仁，泽泻。

犀角咸寒，清营分之热，故以为君。泽兰、旋覆，气皆芳香，能使阴浊下降，故以为臣。生地、元参，滋水而抑浮游之火。茯苓、花粉，清热而消停滞之痰，故以为佐。牛膝、桃仁、泽泻，其性皆降，能引诸药下行，故以为使。此与前症皆逆行之候，而内热为盛，故用药如是。

（《绍兴医药学报》1909 年 2 月）

妊 娠 劳 损 辨

何志仁

尝闻古人有言，宁治十男子，莫治一妇人。盖妇人之难，难其受病之苦，隐而不告于医，为病之由，多而不易于辨，如九气九痛、七害三痼、十二症病之异，肠覃、石瘕之别，若不博通群贤，三折其肱，安能确指其症。其最难者，如妇人受孕，实类上列诸症，是以妊娠之脉非可臆断者也。指孕为劳者有之，指劳为孕者有之，误投药饵，生命系焉，岂不惧哉。余以妊娠之脉多弦滑，劳损之脉多细数，妊娠之苔多腻厚，劳损之苔多光润，妊娠嗜食贪食有常，劳损嗜食入口便厌，且劳损有五心烦热、骨蒸不寐之状，而妊娠则无之，或平素按期行经而忽然天癸停滞者可确指其孕也。余以管窥之见,聊为抛砖之举,倘先知另有确证,得获明教,匡兹不逮,庶不虚夫引玉。

（《三三医报》1923 年 11 月）

孕妇痨伤咳血之辨别

李翰芬

尝见妇人有胎,复得咳嗽,发热,骨蒸,冷汗,或咳血,或梦交,而成为妊娠痨伤吐血者。其胎不能孕满十月,或七八月,或五六月,胎便萎堕,儿不长成。其母坐产之后,不得满月,定然丧命。古书不见名论,俗医又无治法,世多以死证目之,而死者果相接踵,良可哀也。夫妇人怀孕,其气血既结养胞胎,又加以病,再耗其气血,一身之气血无多,那堪几重消耗。是以其胎不能长养,而母被胎困,又受病侵,如双斧伐枯树,不死何待。若果得治法,亦能起死而回生焉。然而孕妇而兼痨伤咳血,又不得良医调治,徒理其血,而不顾其胎,安能保全其生命。夫妇人血和,然后有子,血病于是胎病,治之之法,总视其证。有时以安胎为主,胎安则母自安;有时以治病为主,病去则胎自固。据其见证,照病用药,自无不愈者也。大抵此病,世皆谓为极虚之证,而不知此病,皆是实邪,何以言之。盖人身除肠胃外,皆不可有物塞碍,是以针砭刺穴,停住片时,即能堵塞其气,况胎乃顽然一大物,塞于下部,则气实而喘,气逆而呕,气盛而为火,皆以其壅塞故也。夫妇人之怀孕,不啻藏珍,而胎之病人,有如积块,是以怀孕之胍,沉分搏指,亦与下焦积块之胍相似。第积块攻而通之,则实邪去而人安,胎则无攻通之法,是以不便施治。然有实邪之证,亦须调剂,以补兼攻,斯不至留病为患。盖必除却一切拘禁,而后可治,若专顾安胎,不敢凉血泄瘀,则胎气壅于下部,反为火炽,肺金直当其冲。故治法必以保养肺金为首要,清燥救肺汤,紫菀散主之。痰凝气阻,咳逆不休者,豁痰丸治之。水饮冲肺,肺胀咳嗽,不得卧息者,葶苈大枣泻肺汤主之。桔梗宁肺汤,补泻兼攻,保和汤,多补少泻,俱宜酌用。此证虽不必徒守拘禁,然亦须审慎病源。况乎胎中吐血,多因素有瘀血阻滞,胎气两不相容。是以医者果能参透病源,破除俗见,决以攻其瘀而补其气,又何难起死而回生哉。

(《国医杂志》1931 年 3 月)

妇人妊娠与劳伤之辨别

赵子琴

妇人羸弱之体,其怀孕时,每易与劳损混乱,医者稍一疏忽,祸如反掌,故辨别之法,不可不研究也。如月经数月停阻,气逆厌食,肌肉臞瘦,腹部坚大,加以咳嗽,谓其患劳固可,谓其怀孕亦无不可。盖子嗽一症,最易与阴虚肺燥之咳相淆。然生死之机,判于瞬息之间,有断其孕则生,谓其劳则死者;有谓其劳则生,断其孕则死者。寿域黄泉,相距咫尺,其矣为医之难也,必须脉证参合,审其平素起居如何、环境如何,加以辨别。如咳久伤肺、郁久伤肝、泻久伤肾、痢久伤脾,此劳损之显而易见者也。更有暗而难察,又不对医生明言。如经未尽而交合,或房劳伤肝,或因无子而多食温热之剂,劫液耗血,而经水竟不至者,皆病劳似孕者也。有妊娠之后,犹不知之,盖病实遏之,医不加察,投以破血通经之药,下咽而胎即堕矣。如咳嗽厌食,呕逆气馁,且发热烦闷,经停腹大,皆有孕之似劳者也。总之劳病之脉多弦数,或细微而小,或濡软而大;孕妇之脉多滑疾,或少阴脉动甚,此脉搏之异点也。劳病之舌多绛赤,而孕妇之舌多凝滞,此舌苔之异点也。以此辨别,病无遁情,医者可不细加研究欤。

(《杏林医学月报》1935 年 11 月)

妇女怀孕与痨病之辨别法

张大鹤

妇人怀孕,则月经停止,怀孕而兼子嗽,颇似痨病,痨病而兼腹胀,颇似怀孕,更有怀孕食少形瘦而类痨,痨病气逆泛恶而似孕,辨若不明,治必有误,寿域黄泉,相距咫尺,可不慎哉,爰将两者之辨别法,分述于下,以供家庭之实用焉。

(1)面色:怀孕面色红润光泽,或略罩淡黄色,痨病面色㿠白枯槁,或两颧红赤。

(2)舌苔:怀孕则舌上略薄苔,扪扪润泽,痨病则舌绛,扪之干涩。

(3)乳头:怀孕则乳头呈红褐色,痨病则乳头呈灰白色。

(4)腹部:怀孕三四月之后,腹中渐觉动跃,痨病三四月后,腹部毫无动跃。

(5)症候:怀孕无潮热,盗汗,肌肤甲错等症,痨病则有潮热、盗汗、肌肤甲错等症。

(6)脉象:怀孕之脉必阴搏阳别,两关滑甚,痨病之脉,必弦细、扎数、两尺虚甚。

以上诸条殊为简单,亦不过所应必备之家庭常识而已。

(《文医半月刊》1935 年 12 月)

【本章按语】

痨病,现代医学称为结核病,是由结核杆菌引起的一种慢性传染病。古代限于当时的科技水平,对该病认识较为局限,治疗手段也非常匮乏。所以素来痨病都被中医列于四大难症之中。

妊娠病与痨病,两病在治疗方案上可以说截然不同。但妇人若妊娠时,兼患子嗽一症,却最易与阴虚肺燥之肺痨相混淆;而肺痨兼见腹胀停经者,又颇似怀孕之情。所以民国医家尤其重视妊娠病与痨病的鉴别。

本章收录了民国期刊中妊娠病与痨病的相关文献共计五篇。文章的大部分篇幅都围绕着痨病与妊娠鉴别而展开,皆从不同角度讨论了两病的鉴别方法。在赵逸仙和李翰芬的两篇著作中,分别提到了相关病症的治疗方法。若于当世有妊娠妇人与结核并发之证,亦可以之为参考。

妊 娠 用 药 谈

妊娠忌服半夏、附子之辟谬

卢育和

世谓半夏、附子妊娠忌服,服之即堕胎。余曰:斯言也,系惑于后世小家之书,唐宋以前并无是说。

尝考《本经》云:半夏气味辛平有毒,主伤寒寒热,心下坚,胸胀咳逆,头眩咽喉肿痛,肠鸣下气止汗。原文只此三十二字,何曾有堕胎字样?附子气味辛温,有大毒,主风寒咳逆邪气,温中,金疮,破癥坚积聚血瘕,寒湿痿躄,拘挛膝痛,不能行步。原文只此三十九字,亦未及碍胎。

仲师《金匮》治妊娠子脏虚寒腹痛,小腹如扇,用附子汤。妊娠胃中有寒,饮呕吐不止,用干姜半夏人参丸。唐王氏《外台》治妊娠胃热气逆,亦用此丸加减之。数方者,皆有附子、半夏,不独不堕胎,反能安胎。光哲云:有是症即当用是药。《内经》曰:有故无殒,亦无殒也。

由是观之则妊妇堕胎之由,多因病邪扰动,半夏、附子去其病正,所以安其胎,又何得视为禁药而不敢用者哉。

(《绍兴医药学报》1922 年 6 月)

胎前产后用药论

戚如轩

当览女科诸书,对于胎前用药,或主清凉,或主补虚;产后治法,或主温补,或主攻瘀,议论纷纭,各道其理。以余思之,不过偏执一隅而已。

按胎前之病,有因母体虚弱,不能摄胎;或操劳过勤,扰动其胎。又有因胎而病及母体,如转胞、子痫、子瘤、子烦等症。产后之病,有亡血过多,因而虚脱;或瘀血上冲,以及惊风、蓐劳等症。外此如六淫七情之病,胎前产后,能异于常人,而独得免乎?然主清凉,而治热病,固可合辙。主补虚而遇实症,势有实实之祸。产后患气血亏弱,适遇温补者治之,自必告痊。若遇攻瘀者治之,则犯虚虚之戒。其害何可胜言!

以余所见,若因病而累及于胎,则当遵《内经》"有故无殒,亦无殒也"之明训,先去其病,而胎自安。倘恐胎堕,而以平淡之剂与之,卒至病不去,而胎仍不安,实无补于事也。若因胎而累及母病,则宜治胎为急,去病较次,胎安而母病自除。总之治病必求其本。

产后用药,亦何独不然?寒者温之,热者清之;虚则宜补,实则宜攻。或先或后,审其缓急,各随病情而用药,其病岂有不愈哉?试观《金匮》妇人篇,胎前有用附子汤,产后有用承气汤。固随病因而用药,未有主凉主温之规例。盖胎前产后之病因,既甚繁复,而用药当随机应变。若果拘一定之法,以治万种之病,吾知偾事多矣!

(《医界春秋》1932 年 10 月)

胎前产后用药论

陆体英

药之不能愈病者,非药不功,缘于用之不当。倘能合于病者,即猛毒峻剂,立可转危为安;不合于病者,虽属大补之品,也能杀人! 所以欲药之有效与否,视用者之当与不当也。

夫治病之道,贵乎随症变迁,要知前人之成语,仅为参考而已。况乎,病有虚实不同,地有南北之差。若为不能更改之事,其可言乎? 故于处方之时,无所谓忌寒忌热有定例,亦无所谓禁补禁攻有戒言,只求有其症而用其药以治病,才能得心应手,效如桴鼓。例如:《伤寒论》太阳病,本由发表以祛邪;少阴病,皆以扶阳为治。然亦有太阳病,不可从汗解而治;少阴病反以承气攻之而见效。所以然者,权在随症应变,始克臻此。若拘执成见,非惟难能见效,吾知偾事必多。

胎前产后之用药,亦何尝不如此也! 勿为胎前有胎儿之虞,见温药而烦言,产后有血瘀之关,得酸寒而警惕。遵胎前主清凉,或主补虚,产后主温补,或主攻瘀为圭臬。然不知病有寒热相迥,缓急不同,体质又有强弱之异,若夫刻舟求剑,其可能乎?

按:胎前之病,或由于胎儿引及母体,如子痫、子烦、子病、转胞等症;或因于母体虚弱,不能摄胎,往往中途流产;或操劳逾耗,扰动其胎,致有前者诸疾。产后之病,或由于调护失周,瘀血上冲,以及蓐劳、惊风等症,或亡血过多,气营并亏,因而虚脱,斯仅为失调之病耳! 外此,如六淫七情之病,胎前产后,独能异于常人而得免乎! 既不能异于常人,而用药则岂有定例耶? 若胎前患有热病,或虚证,主清凉,主补虚者,固属合辙,遇寒症、实症,不欲成为实实之祸乎,产后气血虚弱,温补固可奏效,若遇攻瘀者治之,难免虚虚之虞,由此而视,成见弊害,益复明矣。

《金匮》云:"宿有癥病,经断未及三月,而得漏下不止。胎动在脐上者,此为癥痼害。妊娠六月动者，前三月经水利时，胎也，下血者，后断三月，胚也。所以血不止者，其癥不去故也，当下其癥，桂枝茯苓丸主之（桂枝，茯苓，丹皮，桃仁，芍药）。"又云："怀妊六七月，脉弦发热，其胎愈胀，腹痛，恶寒，少腹如扇，所以然者，子藏开故也。当以附子汤（附子，人参，白术，茯苓，芍药）温其脏。"又云："产后七八日，无太阳证，少腹坚痛，此恶露不尽。不大便，烦躁发热，切脉微实，更倍发热，日晡时烦躁者，不食，食则谵语，至夜即愈，宜大承气汤主之（大黄，枳实，厚朴，芒硝）。"徐松曰："或疑产妇禁用白芍，何以用之而有奏效者？盖白芍原不可频用，然病在肝，又不可不用也。"徐灵胎谓："产后有大实症，虽硝、黄、犀角，在所不禁。"征诸前贤，思可半矣，均随病情而用药，未有主凉、主温、宜补、宜攻之规例。换言之，即胎前若因胎而累及母病者，当先治其胎，其病较次，胎安，痛亦随之而愈。

若因母病而累及胎者，则治病为先，病痊，胎亦可自安。若恐损胎元，施以平淡无关之品，非惟病不能退，胎不可安，反为资病之原，斯何益于事也！产后用药，何独不然？寒者温之，热者清之，虚则宜补，实则宜泻。或先或后，审其缓急，宗"治病必求其本"之意，然后随症而用药，岂有不愈者哉！则主清、主温、宜补、宜攻之成见，何存之有?！

（《光华医药杂志》1934 年 2 月）

妇人妊娠用药谈

曾庆华

夫药所以治病，药病相称，则脏腑安和，营卫高达，身自康宁。苟不相称，则病随药变，邪贼其真，夭折立至。甚矣！病于药关系极重且大也，医者于药物一科，安得不详加研究，求其适合病机，无犯实实虚虚之戒乎。然而用药之道，弗止一端。今特论妇人妊娠者，以其与平人有别也。《内经》云，女子二七而天癸至，任脉通，太冲脉盛，月事以时下，故有子。男子二八肾气盛，天癸至，精气溢泻，而阴阳和，故能有子。又曰，人始生，先成精，精成而脑髓生,此妊娠之始,生为男女二精相媾之结晶明矣。于是得孕妇之营卫气血,资养生化,次第成形,方是时,正如草之萌芽,木之发叶,其质至嫩,其体至弱,其受外物之摧残也至易。所以昔贤对于妊妇,严立犯胎之药、舍猛峻之剂,取平稳之方,谆谆以教后世,使操术者,施药适宜,方投应病,庶免真事,意至善也,然不过慎重言之而已。讵知人人相传,染习成风,牢不可破。设有医者,任怨任谤,求其医之中病,反例用之,则每令病家彷徨无措,谤议纷纭,必谓某药犯胎也、某药堕胎也。甚至庸医之流,亦拘附其说,从而不得所之,耽延时日,致病之经气遍传,辗转呻吟,而致于不救者,悲夫。吾以为用之道,在乎对病,而不在之良恶也。昔贤云:"茯苓、甘草,误用亦能杀人。巴豆、砒礵,极病即能起死。"由是可见其梗概矣。夫医者理也,知守其常,当通其变,明知其正,应求其反,知前贤禁用犯胎之药,当考前贤不忌用犯胎之药,能如是,于斯道思过半矣。不观医圣仲景之《金匮》妊娠篇中,开始即立桂枝汤,治妊娠恶阻;次立附子汤,温脏逐寒,以治子宫虚冷。其尤者,干姜半夏人参丸,温中阴逆,荡涤其邪,而胎安无恙。然其所用皆俗禁之剂,诚以有病则病当之,有故无陨,亦无陨也。设不研究精详,疑畏不用,则其邪何由去哉。是故施药之时,宜分经别络,审形察色,捣其病灶,正本清源,以补造化之功得,转危为安之效。夫先圣立法于前,吾人奉行于后,更兼究之病理,参之心得,实何所忌乎。然以我之意,此法不可不知,知之又不可妄用,必于诊证时,知某证非所谓犯胎药不能治者,应用宏富之医理,作诊断之标准,慎之再三,认证真确,然后用之,其庶几乎,否则不如依时贤所立平稳之方,较为切也。虽然,灵机活泼,神而明之,存乎在其人而已。

(《杏林医学月报》1935 年 1 月)

妇人妊娠用药毋泥禁忌之我见

何伯贤

阅本报第七十一期,曾庆华君妇人妊娠用药谈一则,颇有心思。

药病相称,沉疴立起,苟不相称,小病难痊,医学之贵循正轨哉。夫有其病,必有其药,岂治妊娠又不然。

余尝治一孕妇,阳明便秘,用承气汤而愈。又曾治一孕妇,热结便血,用生地、牛膝而瘥。又月前内人妊娠已六七月,呕而不止,始则呕水,继则呕血,口干津亡,服姜参汤益甚,后服大黄、生地等而瘳。正所谓有故无陨也。

何近日医者,每每泥于禁忌,舍正路而弗由,致病轻转重,病重转危,哀哉。

曾君倡于先,余复和于后,亦破除陋习之一助云尔。

(《杏林医学月报》1935 年 3 月)

孕妇有病不忌犯胎药

陈应期[1]

孕妇何妇,孕字乃子。谓乃身有子,怀胎十月,而其子乃生。诗曰:诞弥厥月,先生如达。是即乃生男子、乃生女子之孕妇也。若果身孕无恙,则听其自然,此固无须服药;倘或胎动,则必用药以安胎,谁敢谓其非宜?

第使病至危笃,则对病发药。药到病瘳,斯为尽善。如必谓某药碍胎,某药坠胎,例当禁忌,而一味执拗,毫不变通,将见无药可用,势必立而视其死欤。庸岂知有病病抵当,何必歧视某药,而不敢用耶?

试思《内经》具在,帝谓妇人身重,毒之如何? 言其身内有身,其身较重,遇病服药,药恐有毒,将如之何? 岐谓有故无殒,亦无殒也。旨哉斯言,其义奥,其理深。粗心人,何能索解耶? 予细思之,曰:有故,故字殊可味已。何者? 病有寒,亦有热。寒有寒之故,寒聚胸腹,非理其中,则不可救。明其故,而投以羌、附,其病霍然。热有热之故,热积胃肠,非攻其下,则不可疗。识其故,而与以硝黄,其病辄效。尤有火灼筋抽,非泻其火,则无以治。知其

---

[1] 陈应期:粤北名医。

故,而进以犀角地黄汤,其病即去。水胀浑肿,非决其水,则无以瘳。解其故,而订以十枣汤散,其病遂瘥。瘀积脐下,非破其瘀,则无以理。思其故,而予以桂枝茯苓丸,其病立退。然此亦不过举其一隅,而三隅当可相反。盖药因病施,病因药愈。故其子无殒,母亦无殒。何得谓附子、硝黄,以及犀角、十枣、桃仁等药,为有碍于胎,而遂为之禁忌耶?

总而言之,病退药止,服无须多。《经》有明训,谓病之大积大聚,衰其半而止,过者死,不啻叮咛而面嘱耳。奈何列圣相传,笔之于书,昭兹来许,以长留此医道于勿替。乃如之人,只凭耳食,全无心得。空悬其壶以问世,高抬声价,借攫金银。卒之汤药妄投,讫无效果。此医药之退化,却是一大原因也。惟能于临床诊断,而审慎周详,对其病以发其药,实遵其法以处其方,斟酌咸宜,或可救危亡于万一,断断不敢以人命为儿戏也。

嗟被庸医,仅知药性赋例,罔识孕妇病情。动谓犯胎之药,万不可施。而其所用之方,不是十全大补,即是四物加减;不是补中益气,即是当归补血。噫嘻! 病未除,而峻其补,犹之贼未去,而闭其门。走而外出,定必内攻。彼邪之入里,而未曾表出者,何以异于是? 是则意欲安胎,而胎反为之不安。夫不安之胎,固非胎儿之自害也,亦非胎母之使然也。以医道之不明,药误之所致也。行见有坠胎而小产者,亦有坏胎而难育已。或者曰,命也如斯。孕妇须当安命耳。医者岂能为孕妇造命耶? 仆亦医人,平心论事,实在食古不化,不免为古所愚。盖知其一,而未知其二。固执是为,徒鳃鳃焉。过虑夫禁忌之药,胡为者,易曰,变而通之,化而裁之,神而明之。我医药界,其庶几乎? 附录治例数则如下。

一则:孕妇患病,恶寒发热,热至不休,系是从太阳入少阴。看渠舌苔白滑,神识昏迷,却是寒化,当与四逆汤。恶寒加桂枝,欲呕加吴萸。果何人欤? 乃是刘荣光伊妻傅氏、余大侄媳何氏、二侄媳刘氏、五侄媳何氏、吴燕全伊妻高氏、陈登魁伊妻,之数人者,均用姜附治愈。后竟母子平安,诸如此类,笔不胜书,略举以发其凡。

二则:孕妇抱病,身无寒热,腹满而痛,大便秘结。系阳明胃家实,大肠有燥屎,当与大承气汤。彼何人斯? 厥惟林超仁伊妻何氏、曾宪祥伊妻余氏,俱以硝黄治愈,后亦母子两安,食不赘述。

三则:孕妇温病,单烧无寒,身热不退,面红舌燥,口渴身颤。本系温热症,原属火灼筋抽。因为血热,不能融筋。当与犀角地黄汤,加葛根。其人为谁? 系是吴梅山伊妻陈氏、张作民伊妻李氏。总以犀角治愈,后亦子母无恙。

四则:孕妇水肿,上自头面眉端,以及颈项,中自胸腹乳部,以及四肢,下自丹田气海,以及二阴,无一不肿。按肤凹陷,指起不起,分明水蓄中州,泛滥横流。当使水之就下,俾水有所去,而肿自消矣,宜与十枣汤敬。此系何人?却是钟步梯,伊妻曾氏。嘱以红枣十只,煲汤,取一茶盅。调此大戟、芫花、甘遂。三味平等,研末为散,每服一钱重。该妇胆大,竟敢自用两钱调服,连吃八日,连泻八天,泻到水净肿消。三越月后,喜得双生两子,瑞霭一门,询为幸福。

五则:孕妇癥病,瘀积脐下,少腹高硬,俗云血龟,其实非是。原因宿有瘀癥,得孕以后,旧阻未去,新血不能入胞以养胎,此之谓病癥,却不是瘕。实在蓄瘀未化,瘕则瘀少,癥则瘀多,要不外逐瘀破血、去瘀,即以安胎,宜桂枝茯苓丸。方是桂枝、白芍、茯苓、丹皮、桃仁,各味一两,米糊为丸。拙著《医学实录》载明,蔡亚谦伊妻赖氏,服丸三料,愈后。又有余外甥,邓修楣伊妻胡氏,乃用上丸方,取药煎服。连吃三剂,瘀症全消,敦形悉化,后亦临盆顺遂,分娩安然。

六则:孕妇被殴,该妇系陈溪鳞,伊妻沈氏。衅因与叔婶何氏,互争菜地,为他打伤,以致腹满腰痛,吐血便血,辗转不能,胎儿不动。与以小承气汤,加乳香、没药、乌药、田七,接服三剂。另服独参汤,后换补中益气汤,加杜仲、菟丝子。数剂遂痊,两越月后,喜报弄璋,母子康健。

七则:孕妇跌伤,系余舍侄陈经元,伊妻萧氏。腊月上楼,下梯失跌,离地不过尺余高,跌伤前阴,血下淋漓,顷刻不省人事。立即取童便服下,并吃田七末粉。另订参、芪、当归、附子、羌炭、田七、炙草,峻剂,连吃两服。三越月后,产生女孩,也是母子两全。

汇观基上,孕妇服药,只顾治病,未曾禁忌,何尝碍胎,致有误事。真所谓有故无殒,亦无殒也。不诚然乎?

(《医林一谔》1935 年 6 月)

安胎之研究——辟安胎偏信黄芩

黄剑纯

丹溪云："白术，黄芩，为安胎之圣药。"于是学者莫不奉为圭臬，父子相传，亦以清热凉血为安胎之唯一良法。

凡妇人妊娠病，不论其由外感，或寒或热，或七情所伤，医者往往动辄以白术、黄芩为护胎之圣品，必以斯二味为主，服之效者固有；而怀孕三四月反因之下堕者，亦不乏其人（指余所知言）。甚至妊娠四五月，或受寒湿中阻，舌白不渴，且未及胎动，而于微温化方中，亦必列入二味，预为防范。

夫白术甘温补中，苦以燥湿，若其人中虚运滞，当不在禁用之例，有时或且适合病机；惟黄芩性味苦寒，泻中焦实火，清脾家湿热，纯粹之温化剂中，杂以一味泻火之黄芩，反阻其温化之机能，故多服非惟无益，而反有害也！

不过，黄芩亦非胎前绝对禁药。盖人体有偏阳偏阴，羸弱肥硕之殊，病则生理起变化，亦随之而异。当审证察情，寒因热因，详细剖析，然后施治，无不中窾。故《金匮》妊娠论养胎有当归散与白术散之分治，当归散主治瘦人多火之体，湿热刺激胎动。养胎者血也，火甚则血伤，故于养血中用黄芩清火除湿，湿去热清，则胎自安矣，此节与丹溪法相符。白术散主治寒湿伤动胎气，故用蜀椒去寒，牡蛎以利湿，由此以观，寒湿亦能伤胎，换言之，黄芩非专为安胎圣品可知矣。

再引仲景安胎法二则。《金匮》论曰："妇人宿有癥病，经断未及三月，而得漏下不止，胎动在脐上者，此为癥痼害（中略）……所以血不止者，其癥不去故也，当下其癥，桂枝茯苓丸主之（桂枝、茯苓、丹皮、桃仁、芍药）。"又曰："妇人有漏下者；有半产后因续下血，都不绝者。有妊娠下血者，假令妊娠腹中痛为胞阻，胶艾汤主之（干地黄、川芎、阿胶、甘草、艾叶、当归、芍药）。"观此二条，皆以温通为安胎，与丹溪法适成一反比例。仲景经验学理，有独到之处，所以为万世良师。清热凉血之安胎板法，已不攻自破。

昔陈修园《女科要旨》载有笔记一则，及余个人最近治验一案，金以温药获效，兹录如下：修园之妻，怀孕三月必堕，修园遵丹溪法，每以白术、黄芩安其胎，五次五堕。后陈君赴省应试，适妻胎已三月，漏红欲堕，延族伯为之诊视，以四物汤加鹿角胶、补骨脂、杜仲、川断各二钱，一服而安，迨陈君归已六月矣。陈君始知命门火散，不能系胎之因。

今春王巷王某之妇，来寓求诊。诊其脉迟细，重按尺部有力，舌苔滑白，口不渴，面部手足痿黄浮肿，溲短少，大腹便便，已逾三月（腹大如五六月）。询其经水，答称适停三月。近增咳嗽气促，痰吐白沫，发热恶寒。脉证相参，良由寒湿交阻中焦，脾阳不运，上虚则不能制水，水湿泛滥，横溢肌肤。水气逆射于肺，故令人咳。三焦决渎失职，故溲少。胎之有否，以其未见妊娠之确证，殊难断定；惟重按尺部有力，经停三月，已有怀胎之象，盖体虚之人，即有胎，其脉仍不显扬。所以余推测其为病也孕也，宗仲景法处方于下。

川桂枝四分，炮姜炭五分，麸炒台白术二钱，麸炒枳壳钱半，冬瓜子、皮各三钱，青防风一钱，紫苏叶一钱，炒泽泻三钱，连衣杏仁三钱，青、陈皮各钱半，路路通三钱，带皮苓三钱，陈香圆皮钱半，炒薏米三钱。

服二剂后上身肿胀大退，下半身稍减，脉亦稍扬，腹大较小。即去桂枝、炮姜、防风，加制香附、砂仁、扁豆衣，连服三剂而愈，与妊娠之常无异矣。

修园妻服温补，王妇以温通，胎反得安，《经》所谓"有故无殒，亦无殒焉"之说，洵非欺我。

安胎未可偏信黄芩之意义，于此告一段落，进一步之学理，祈请明哲教我！

（《现代中医》1935 年 7 月）

孕妇服食保产无忧散之商榷

杨华新

药品无论贵贱，方剂无论补泻，切中病情，则功效卓著，与病相悖，则弊害丛生。如保产无忧散一方，虽为妇人胎前著名方剂，然人只知其利，不究其弊，以耳为目，习焉不察，竟有欲以安胎者，好服食此方者，可不注意乎？

考保产无忧散，方内药品，计黄蓍、当归、芎藭、芍药、兔丝、甘草、贝母、艾叶、荆芥、羌活、厚朴、枳壳、生姜，一十三味。原方分量甚轻，大意辛甘温运，补血顺气，撑开腹背统膜，目的在乎临产时期，胎儿易生，不致难产之厄。惟据余之研究，须于受胎五个月之后，方可按月服食此方。浅月每日服一二剂，宜侧重补血益气诸品，而走窜通降诸味，宜轻用之。嗣方逐月增加剂数，增加分量，俟足月时，又宜补血开降，两相注重，体虚无热之妇，此时可以重用多用，则血液充足，胎气健顺，一届产期，安然开放，不拆不逼，无灾无害，如果实之成熟辞枝，毫不费力，又何杂产之有哉？

然此特就中和体格，症情不杂之妇而言。苟属阴亏阳旺之质，又宜甘凉以清热，滋润以涵濡，庶获阴平阳秘，水火不偏。胎前则藉以养胎，临产则资以滑产，是宜采用清燥汤、养胃汤、复脉汤、地黄丸、集灵膏等方。随方加味，便能投之有效，若独拘执保产无忧一方，能免辛烈劫阴，温燥助大之为祸耶？况胎前疾病，尚有协温、协寒、恶阻、胞阻、转胞、脏燥、激经、胎动、胎萎、胎漏、子悬、子烦、子嗽、子淋、子痫、子瘖、子啼、子肿、子气等症，不胜枚举。而各症之中，又皆各有寒性热性，偏虚偏盛之不同，诚宜慎之又慎，详加诊断。因病选药，因症立方，庶几治无不效，病无不愈，妇女咸登寿域，胎儿免受摧残矣。讵料不学无术之辈，执死方，治活病。株守保产无忧散、妊娠六合汤数方，妄以统治胎前百病。盲医误人，不惟不知愧悔，犹且谬夸祖传，谎称秘授，可胜叹哉？！

忆余于民国十七年，侨居南洋坤甸坡。有林贺任者，揭之锡场村人也。适在坤甸老港经商，渠妻前尝孕而流产，是年妻又受孕。约四阅月，渠之岳母，径诣客籍妇科专家丘某，求保胎方。丘某直书保产无忧散全方与之，对妪诳称凤阳流氓秘方，保胎非常效验。分量开得甚重，其中芎藭、枳壳各用钱半，厚朴一钱三分，既嫌辛窜，又极降下。稍具常识之人，或者不敢一试。奈渠夫妻母女，俱属文盲，安有广见？一连六天，共服六剂，芎藭积至九钱，血管竟被冲裂，子宫血淙淙下，既而血出渐多，演成血崩危剧！渠等误谓保胎良方,多服反招此祸,徒唤无可奈何!因是疑惮药石,不再延医,仅服洋参,冀保元气,迄第三日,血出如涌,人频昏晕,始雇电轮,迎余救药。至则六脉虚微欲绝,神色颓败,气息奄奄。查其血色,鲜艳红活,药未及煎,胎适坠下,不能再为保胎计画矣!惟急处以大剂加减八珍汤,图续病妇之生命,高丽参用至一两,阿胶用至两半,当归、杜仲,各用二两,其余佐使,各有攸宜。急煎分次,频频与服,服后血止人安,嘱再煎服半剂,嗣后随时加减,每日投一中剂,共服十有余剂,方庆康复,亦云险矣!设由出血之第二朝,早迎余诊,胎儿或能保留。惜彼愚蠢,坐误时机。余因嘱其后次受孕,宜知延诊,可以母胎双安。越年林妻果再受孕,彼憬于前车之误,不敢疏慢,谨遵余言,因症投药,按月改方,胎前风波全免。足月之时,喜获弄璋之庆。越三载,复举一雄,胎前产后,亦常邀余疗养,遂奏联捷之功。

关于此案,可知医药之当否,关系妇孺之安危,且益足以证明保产无忧散之不可滥用,尤不可早用也已!此外关于孕妇不量体质,而强服保产无忧散其所贻之病患,有烦渴者,有干咳者,大有便秘者,有盗汗不寐者,变症百出,不能殚述。总愿医家病家,头脑清晰,及早觉悟焉可!

(《光华医药杂志》1936 年 3 月)

安胎用杜仲、续断之商榷

唐思义①

妇人孕后,谨慎持躬,胎可自固。或以六淫之伤于外,或以七情之动于

① 唐思义(1912—1984):字子宣,民国元年(1912)7 月 28 日出生于南汇县书院乡(今属上海浦东新区书院镇)新北村。幼年入私塾,先后就读于南汇第六公学(大团小学),兼习古文。后家迁南汇县城内,遂就学于徐耐冰创办的维勤中学和上海大夏大学附中。民国十八年(1929),人兴办未久的中国医学院。其间,又投师上海名医秦伯未门下。民国二十二年(1933),唐思义毕业于中国医学院。民国二十四年(1935)春,唐思义在秦伯未处修业期满,回故乡行医一年多。不久应师秦伯未邀请返沪,为师协理医务,并任秦氏上海中医书局编辑,助幕医典。民国二十六年(1937)后,任中国医学院教授,讲授《内经》《伤寒》,并任秦氏中医书局编辑。其间,他在秦伯未主编的《中医世界》《中医指导录》等刊物上发表文章,以行文严谨、崇尚实际著称,受到中医界同行的赞许。唐思义是秦氏的入门弟子,15 年中,为秦氏门生之最。

中，饮食起居，不加调摄。则母体既病，胎元其能无事乎？治之只去母病，子可向安，所谓不安胎而胎自安也。气虚气郁者，益之调之；血热血寒者，凉之温之；痰湿作祟者，化之燥之。总之胎前治病，一如平时，审症用药，亦无异常人。倘在危难之时，稍稍瞻顾可耳。

若夫不审致病之原因，子母间之互相关系，辄投所谓安胎要药。隔靴扰痒，固无济于事也。昔丹溪取白术、黄芩二味，为安胎上品。盖东南地卑人稠，湿热氤氲，乃以白术之善燥者，黄芩之善清热者，举一例以教人隅反耳。后人不察，随所在而用之，贻害苍生，实不得震亨之心法耳。

尝观时下医家，遇胎气不固，非投杜仲，必进续断。一若固胎元于磐石，置母体于安全，莫二味尚乌。讵不知甘温下气之品，不可一概施用也。

考本草所载，续断味苦，专入血分，活血消肿，故主乳痈癥结、肠鸣痔漏、金疮跌仆、一切血瘀之证，味稍带涩。然误施于气陷气弱之人，则顺流而下，奔迫莫御，而有排山倒海之势。杜仲色紫而润，辛甘微温，性专入肝，补气强筋，筋强则骨健。凡肾脏虚寒，胫冷脚弱，用之最宜。气陷气弱，断不可服。性善引气下行，而无上升坚固之能。

夫胎堕本忌血行气陷，其服此亦有奏功者，以气血贵温通。堕胎之因不一，亦因肾气不温，经血凝滞，而胞胎失荫。得此气煦血濡，不滞不漏，而胎元以安，非为下虚上实者设也。据此二味之施用，因于跌仆，或下寒挟瘀而胎动者，甚为合拍。倘尺强寸弱，动作少气，表虚恶风，汗出心下悬饥，得食则止，一身之气，尽欲下坠。偶或犯之，祸不旋踵。

能勘破此中深义者，惟黄锦芳一人而已。

（《中医世界》1937 年 1 月）

妊娠药忌之可商

陈志仁

妊娠药忌歌，原列数十种，后更有增加者，时医莫不记之熟矣。凡治有孕之病,总不干犯禁例。意以为病之缠绵或不愈,关系犹小,最不可使其胎堕,以致有碍名誉。独不思胎系母胞,全赖母之气血以生以养,母病重则胎自难保,母命危岂胎能独存?医者能图两全,固为上策,否则专救其母而已,胎之堕否不必计也。

考诸《金匮》妊娠篇,有桂枝茯苓丸,以治宿有癥病而得漏下者;有附子汤,以治怀孕六七月,脉弦发热,其胎愈胀,腹痛恶寒,少腹如扇者;有干姜人参半夏丸,以治妊娠呕吐不止者。可知去病为安胎之本,圣法胎垂,胡不是则。

曩闻业师任氏云:妊娠病,硝黄、姜附、棱术等药,都敢随症应用。惟牛膝则不敢试,以《本经》独有堕胎二字故也。然就鄙人经验,亦可不拘。敝内体质颇弱,卅龄上下,因儿多而兼密,困难不胜。每怀孕三四月,向余索堕胎方,直以牛膝为君,佐各种峻烈攻破之品,连服几次,毫无影响,个个月足而产,母子无恙。又遇有室女寡妇,及特别故,而索堕胎方者,对于情不得已时,亦曾为处方矣,并未闻有收效果者。由此推之,唐容川论治抱儿痨,拘守禁忌,无异养痈成患。牛膝坠降之品,实有必需之时,治子悬症属肝火上僭者,正宜用以引之使下。

周学海治何氏妇子气,属寒湿伤于太阳症,以牛膝二钱,与羌、蒿、灵、仙同用,而获全效,皆独到之见也,非欺人之语也。夫草木生物,各具偏性,医原藉其偏以治病,贵用之得当耳。周梦觉谓有时黄芩、白术反为伤胎之砒霜,乌头、芒硝实为安胎之妙品。本草所注安胎之药,禁服之品,皆为初学引导,殆三复《金匮》而深有心得欤。

总之药以治病,无病不必服;病必须药,投药当对症。普通皆然,孕妇何为独不然?若拘执忌药例,遇阳明府实症,不用承气;遇少阴脏寒症,不用四逆。惟以四物汤加无痛痒药数味投之,试问其孕妇尚有生活之可能乎?胎虽不堕,其惨象可想而知矣。愚以为治胎前病,无所顾忌。海藏六合汤法,尚不免耽搁时日,或发生变症。不过细心诊断,慎其分量,中病即止。虚者君以切当扶正之品可也。

岐伯曰,有故无殒,亦无殒也。大积大聚,其可犯也,衰其大半而止。合先圣后贤心法而绎之，觉禁忌药歌，无多意识，除非恒用之毒品，尽可大胆切病施用。庶免因胎致损母命，而或有两全之幸耳。区区管见，愿就有道而正焉。

（《中医世界》1937 年 4 月）

妊 娠 忌 药 论

单培根

妊娠有忌药之说，由来旧矣，奕世相传，无或异议，然余窃有疑焉？请辞而辟之！

夫妊娠忌药，谓有病而忌耶？谓无病而忌耶？谓无病而忌也，试问药何以设？非所以治病耶？娠无病，无需服药。世固有无病人而服药者矣！然其所服之药，补药也。而所谓妊娠忌药者，滑利、香窜、攻下、降坠、破血诸药也，岂有无病人而服滑利、香窜、攻下、降坠、破血等药哉？人非痴癫，其愚必不至此。

然则谓有病而忌耶？夫病证万变，药亦各异，一病有一病之治法，一证有一之方药。不当而用之，则不剧为幸，安望其愈？若夫当固涩而投滑利，当镇静而予香窜，当滋补而施攻下，当升提而用降坠，当止血进破血，反其道而用之，则大害之矣。然则所谓忌者，谓当用而不可用欤？病证当用滑利，今因妊娠而不可用滑利，病证当用香窜，今因妊娠而不可用香窜，病证当用攻下，今因妊娠而不可攻下，病证当用降坠，今因妊娠而不可用降坠，病证当用破血，今因妊娠而不可用破血欤？然我闻之《内经》曰："黄帝问曰，妇人重身，毒之何如？岐伯曰，有故无殒，亦无殒也。帝曰：愿问其故？岐伯曰：大积大聚，其可犯也，衰其大半而止，过者死。"则是有病当用，正不必忌也。当滑利则竟可滑利，当香窜则竟可香窜，当攻下则竟可攻下，当降坠则竟可降坠，当破血则竟可破血也。

吾又考诸仲景之书矣，仲景书为中医书之最有价值者，其于妊娠有病之用药也，正不见其忌。附子，大热之品，伤胎峻药也，而《金匮》曰："妇人怀娠六七月，脉弦发热，其胎愈胀，腹痛恶寒者，少腹如扇，所以然者，子脏开故也，当以附子汤温其脏。"半夏，害胎药也，而《金匮》曰："妊娠呕吐不止，干姜人参半夏丸主之。"葵子，滑胎催生之药也。而《金匮》曰："妊娠有水气，身重，小便不利，洒淅恶寒，起即头眩，葵子茯苓散主之。"《金匮》又有云："妇人宿有癥病，经断未及三月，而得漏下不止，胎动在脐上者，为癥痼害，妊娠六月动者，前三月经水利时胎也下血者，后断三月衃也，所以血不止者，其癥不去故也，当下其癥，桂枝茯苓丸主之。"破血攻癥，亦竟可以不忌也。

吾再举一近人之实验案证之，经方大家曹颖甫先生曰："丁卯新秋，无锡华宗海之母经停十月，腹不甚大而胀，始由丁医用疏气行血药，即不觉满，饮食如常人，经西医考验，则谓腹中有胎，为腐败之物压住，不得长大，欲攻而去之，势必伤胎，宗海邀余赴锡诊之，脉涩不滑，不类妊娠，当晚与丁医商进桃核承气汤，晨起下白物如胶痰更进抵当汤，下白物更多，胀满悉除，而腹忽大，月余，生一女，母子俱安。"以桃核承气，抵当汤攻去腹中腐败物。病愈而胎不为害。夫攻癥犹可，其他忌药云乎哉！我又见欲欲堕胎而内服外用大量麝香而不堕者矣，误妊娠为癥，大施攻破，而毫无影响，及足月安然生产者矣，况乎有是病用是药，有病病当之耶？抑病当滑利香窜、攻下、降坠、破血者，今中乃因妊娠而不用，然则将坐视其死耶？理论事实，皆证明不必忌，妊娠忌药之说，其左右失据如此，尚安有立足之地哉？世有于妊娠忌药之说，言之成理者乎？余甚望之！

[附注] 姜春华先生对著者此稿有云："惟不可以为有故无殒，递尔孟浪用药宜持之以慎耳。"我愿读我此稿者，牢记此语！不然，则害人多而吾罪大矣。推创妊娠忌药说药之本意，当亦不过如姜君所云，后人执之过甚，必当用而亦不敢用，而妊娠有病之死者，于是多矣，我所以有此稿之作，惟因急于醒迷，不免言之过激，不善读者，或执之而浪用不知慎，则未见救人，反以杀人，我故再为此言，读者其注意焉！（著者识）

（《中国医药月刊》1941 年 11 月）

　　本章主要选录了民国期刊中各个医家论述妊娠用药的相关文献，共计11篇。

　　妊娠用药，素来为医家之难题。现代西医在用药时，往往会考虑药物对胎儿发育、致畸或流产的影响。与西医类似，中医用药，则在应用活血、攻下、通利等药物时，会掣肘于妊娠的状态，少用甚至避免使用相关药物。关于妊娠用药之禁忌，总论部分已有提及。后世根据前人之经验，总结出了诸如黄芩、白术、杜仲、续断之类安胎药对，以求用药之稳妥。

　　但在民国时期，不少医家已认识到此类"稳妥"方案的弊端。如唐思义之《安胎用杜仲、续断之商榷》、黄剑纯之《安胎之研究——辟安胎偏信黄芩》、杨华新之《孕妇服食保产无忧散之商榷》，皆表达了对此类治疗方案的反思。

　　同时，亦有诸多医家提出应当遵循《内经》"有故无殒，亦无殒也"的用药思路，不必被所谓妊娠用药禁忌所限制。如《妇人妊娠用药毋泥禁忌之我见》《妊娠忌服半夏、附子之辟谬》《妊娠忌药论》《妊娠药忌之可商》《孕妇有病不忌犯胎药》等文中，详列了病案数则，或以《本经》为考据，主张妊娠用药不应只拘泥于安全考虑，当攻则攻，当利则利，不可贻误治疗时机。

　　另有如《妇人妊娠用药谈》《胎前产后用药论》等诸篇，引用了《内经》《伤寒》等经典原文作为论据，提倡当宗"治病必求其本"之意，恢复辨证用药，以期药病相称，母子相安。

　　总而言之，妊娠状态特殊，用药势必慎重，不可唯唯诺诺，亦不可急功冒进，正如姜春华先生对《妊娠忌药论》之评语："惟不可以为有故无殒，递尔孟浪用药，宜持之以慎耳。"望读者在前人的基础上，结合现代医学研究，对妊娠所用中药有更精准的把握，以切实提高临床疗效，解除患者痛苦。

妊 娠 验 方

妇科简易汇方

杨星垣

1. 治胎前腹痛方　用大红枣十四枚，烧焦为末，以童便化服。

2. 治胎前腰痛方　用大黑豆一碗，酒三碗同煎，每日空心随量饭之。

又方，用牛屎烧为末，水调服一茶匙。

3. 治伤胎结血心腹痛方　用童便每日服二三杯。

4. 治胎前每食作呕方　用法半夏、白茯苓、厚朴、苏叶、川芎、当归、白芍共七味，水煎二三服即止。

5. 治胎动安胎方　用干荷叶蒂一枚，焙研为末，以糯米淘出浓泔水一钟调服，即安。

又方，用朱砂末一钱，和鸡蛋白三枚，搅匀酒服，胎死即出，未死即安。

又方，用纹银五两，苎麻根二两，清酒一杯，水一碗，煎八分温，服即安。名银苎酒。

6. 治胎上冲心方　用葡萄煎汤饮之即安。

又方，用弓弦系腰上亦安。

7. 治胎漏方　受胎后漏下黄汁，或如豆汁，用黄芪二两，糯米一合，水煎服，神效。

8. 治难产方　用佛手散服之立产，即川芎、当归水煎服。又方，用凿柄木烧为末，酒服。又方，用莲花一瓣书上骂人字吞之，易产。又方，用鳖甲烧存性,研末酒服一茶匙立产。

9. 治横产方　用蜜糖芝麻油各半碗,共一碗煎至半碗,服之立下。又方,用铁器如铁锁秤锤之类,烧红淬酒饮之自顺,此方并治胞衣不下者。

10. 治子死腹中胞衣不下方　取本妇鞋底灸热熨腹上下二七次即下。又方,用土狗一个,水煮二十沸灌入下喉即出。

11. 治儿下胞衣不下方　急用没药、血竭二味各一钱,煎服自下,免致上攻心胸。又方,用皂荚刺烧灰服一钱酒引。

12. 治产后肠出不收方　用麻油二斤,炼热,盆盛,令妇坐盆中,再灸皂角去皮,研末,吹少许入鼻,随即立上。

13. 治产门不闭方　用石灰二升,炒黄,以水一盆投之,澄清,乘热熏之,自闭。

14. 治产后血昏方　宜急取破损漆器,烧羽熏之;或用铁秤锤烧热,以醋淬熏鼻。又方,用荆芥穗研末,每用二钱,以童便一杯调匀热服立效。如口闭,即灌鼻中皆效。又方,用韭菜切碎安壶中,灌以热醋,令气入鼻中,即醒。

15. 治产后筋挛名鸡爪风方　用四物汤加柴胡木瓜桂枝钩藤煎服。

16. 治产后血不止方　用黑母鸡蛋三个,醋一杯,老酒一杯,和搅,煮取一杯,分作二服。

17. 治产后尿闭不通方　用陈皮一两去白为末,空心酒引服二钱,即通。

18. 治产后遗尿不止方　用鸡屎烧灰,酒引,服一大匙。又方,用鸡巢草烧灰,酒引,服一钱七分。又方,用猪尿胞入肚内,同五味子三钱煮食,并治尿床。

19. 治乳汁清少方　用死鼠一个,烧灰为末,酒服一匙,勿令妇知。又方,用芝麻炒研,入盐少许食之。又方,用猪母蹄一只,水煮汤饮之,加通草更妙。

20. 治乳汁自流方　自流乃气血太虚,宜服十全大补汤。若乳汁太多,欲回其乳者,用红花、归尾、赤芍、牛膝四味服之。若无儿吃乳,欲断其乳者,用麦芽炒熟,熬水做茶吃,自止。

21. 治乳痈方　用马屎涂之立愈。

22. 治乳疮肿痛方　用芝麻炒焦,研末,以灯盏内油调涂,即安。

23. 治乳痈初起方　用牛屎和酒敷之,即消。又方,用葱汁一碗顿服,效。

(《医学杂志》1923 年 7 月)

妊娠热迫胎动漏红方

李健颐[①]

热气伏于胞宫,胎儿受热气之迫而漏红者,可用生地、阿胶、杭白芍、冬藕片、地榆、乌梅、炒枣仁,各味煎服,连服数剂,即效。此方经鄙人试验多次,皆著奇功。

(《中医杂志》1928 年 12 月)

急　救　方

陈浩泉

娠妊门

(1) 妊娠伤寒,恼热头痛,胎气不安或时吐逆不下食。

---

① 李健颐(1891—1967):原名孝仁,号梦仙。祖籍福建省晋江县池店乡。小时随家迁居平潭县。1930 年定居涵江楼下(今涵西街道楼下社区)。其父精于医术。从小受其启蒙,勤读中医书籍,随父诊病。后又毕业于上海中医学校,奠定中医学理论和实践的基础。1916 年,在平潭县城广德春药店任坐堂医生。1929 年任平潭县医学会理事长。翌年定居涵江后,任前街双福寿药房坐堂医生。1948 年开设徐庆堂诊所,创制"百灵丹""万应散",药效显著。对鼠疫症有系统的研究,经过 21 次试验,创立治鼠疫有效的"二一解毒汤",制成"二一解毒注射液",用此药救治不少人。又花 10 余年时间,写成《鼠疫治疗全书》,于 1935 年由上海中医书局出版,发行全国。1956 年,他参加组建福建省中医学院及中医研究所。历任福建省中医学院院务委员、省中医学会副理事长、省中医学院温病教研组主任、省人民医院内科和肿瘤科主任、《福建中医药杂志》编辑室主任等职。中医学专著还有《黄帝内经知要浅注》《四诊概要》《汉药便览》《临症医案笔记》《病例论文汇集》等 10 多部。被福建省人民政府确认为第一批名老中医。

白术、橘红、人参、前胡、川芎、麦门冬（去心）、赤茯苓各一两，半夏（汤洗炒）、甘草各半两。

每服四钱，姜四片、竹茹二钱半，水煎服。

（2）妊娠伤寒，头痛身体壮热。

升麻、苍术（炒）、麦门冬（去心）、麻黄（去节）、石膏各一两，黄芩、知母各五钱。

每服四钱，姜四片、淡竹叶十四片，水煎服。

（3）妊娠伤寒，头痛项强，身热口干，胸胁疼。

柴胡、前胡、川芎、当归、人参、芍药、甘草、生地黄各等分。

为细末，每服四钱，姜三片、枣三枚、葱白三根，水煎服出汗。

（4）妊娠伤寒五六日不得汗，口干多吃水，狂语呕逆。

秦艽、柴胡各一两，石膏二两，前胡、赤茯苓、甘节、葛根、犀角屑、升麻、黄芩各半两。

每服四钱，姜四片、竹茹三钱，水煎服。

（5）妊娠中风，腰背强直时复反张。

防风、葛根、川芎、生地黄各二两，杏仁（制）一两半，麻黄（去节）一两半，桂心（炒）、独活、甘草、防己各一两。

㕮咀，每服四钱，水煎服。

（6）治妊娠临月因发风痉，忽闷愦不识人，吐逆眩倒，名子痫。

葛根、贝母（去心）、牡丹皮、防己、防风、当归、川芎、甘草、泽泻、白茯苓、桂心（炒）各二两，独活、石膏、人参各三两。

㕮咀，以水九升煮取三升，分二服。贝母令人易产，若未临月以升麻代之。

（7）治娠妊中风，角弓反张，噤语口涩，谓之风痉，亦名子痫。

麻黄（去节）、防风、独活各一两，桂心（炒）、升麻、甘草、羚羊角、犀、酸枣仁、秦艽各半两，川芎、当归、杏仁（制）各七钱。

㕮咀，每服四钱，姜四片、竹沥一合，水煎服。

（8）治妊娠疟疾。

柴胡、生大黄各二钱,黄芩一钱半,甘草一钱。

哎咀作一服,水煎。临发日五更温服,必取利为愈。如胎上逼心可服枳壳散,忌油面辛热等物。

又方　大黄二两,柴胡一两半,黄芩、芍药各一两。

为细末,清水糊为丸如桐子大,每服百丸,临发日五更冷汤吞下,隔两时再服五十丸,以利为度。

（9）治妊娠疟疾,发热口干渴饮无度者。

生地黄一两半,黄芩、麦门冬（去心）、人参、知母各一两,石膏二两,甘草半两,干葛一两。

哎咀每服五钱,入乌梅半个煎服。

（《中医杂志》1928 年 12 月）

妇女病验方辑要（七）

齐志学

胎孕门

妊娠心痛:青竹茹一升,酒二升,煮取一升,去渣温服。

妊娠心腹绞痛:大红枣十四枚,烧焦为末服之。

妊娠猝不得小便:杏仁一味,去皮尖,捣制为丸,如绿豆大,灯心汤吞七丸,效。

妊娠遗尿:益智仁为末,米饮下,效。

妊娠尿血:阿胶炒黄为末,食前,粥饮下二钱。

妊娠溺血:豆腐熬干,生地等分,研,每一钱,米饮下。

妊娠鼻衄:白茅根花,浓煎汁服。

妊娠脏燥,自悲自哭自笑:红枣烧末,米饮调下。

妊娠呕吐:香附二两,藿香叶、甘草各二钱,为末,淡盐汤下二钱。又方,竹茹三钱,陈皮一钱,煎服。

妊娠转胞,尿闭胀急:令产婆香油涂手,自产门入托其胞,则尿出如注。又方,葱白细切,和盐炒热,熨脐下立通。

子悬:香附(炒研),紫苏汤下一二钱。

子肿:冬瓜汤恣饮,或用冬瓜皮煎汤下。又孕妇腹大有水气者,亦名子肿,用白术二钱,茯苓钱半,归身、白芍各一钱,生姜、陈皮各五分,活鲤鱼一个,约重八九两,煮汁一盏半,去鱼,以鱼汤煎药服,甚效。

子淋:小便淋闷也,地肤子或冬葵子,前汤饮。

子痫昏冒:缩砂和皮炒黑,热酒调下二钱,或米饮下,效。

子烦:黄连末,酒服二钱。又方,党参、茯苓、麦冬、黄芩、知母、生地、炙草各一钱,竹茹一大团,水煎空心服。

子满:孕妇至七八个月,胎已长成,腹大腹满,逼迫子户,坐卧不安,用白术、黄芩、苏叶、枳壳、大腹皮各钱半,砂仁五分,炙草三分,姜引,水煎空心服。

腹中儿哭:黄连煎浓汁常呷之。

死胎不下:皮硝二钱,壮者三钱,寒月加熟附子五分,酒半杯,童便一杯,煎二三沸温服。

母病欲下其胎:生附子末,醇酒和涂右足心,胎下速去之。又方,独根土牛膝涂麝香,插入阴户中。

碍病不能不去胎:虻虫十枚,炙捣为末,每服一钱,粥饮下。又方,麦蘖(麦芽)一升,蜜一升,服即下。

(《国医正言》1936年2月)

妇女病验方辑要(八)

齐志学

胎孕门

安胎:视月数用连壳桂圆,一月一枚,二月二枚,以至十枚,加紫苏少许,煎服,每月服七次。

预防坠胎：用头次蚕茧二个，黄阴阳瓦煅微焦，研细。每月用龙眼汤下三钱。又方，红莲子、青苎麻，洗去胶，白糯米各三钱，水一钟煎半，每日晨服，自怀妊两月起至六个月。

胎气不固：南瓜蒂（煅研），糯米汤下。

胎气上冲：好酱油开水调服。

孕妇腰背痛，惯小产：厚杜仲四两，切片，白糯米炒断丝；川续断肉二两，酒拌炒为末；山药糊丸桐子大。每服八九十丸，米汤空心下。戒恼怒，忌酒醋、猪肝、发火等物。

胎前恶阻：川连三分，苏叶二分，煎汤呷。

胎动：朱砂末一钱，和鸡子白三枚，搅匀顿服。死即出，未死即安。

胎动不安：腰痛或胎上抢心烦闷，或下血，葱白大者二十茎，浓煮汁饮，效。

胎动欲堕：腹痛不可忍，苎根二两，锉银石器，酒水相半煎服。又干荷叶一枚，炙研，糯米泔一钟调服。

胎动腹痛：下黄水如漆如豆汁者，苎根、金银花根各五钱，水酒各半煎服。

胎动下血：鸡子二枚打散，粥汤搅熟服。又方，五倍子末，酒调服二钱。

闪颠胎动欲漏：砂仁皮炒令热透，为末一钱，或酒或盐汤下。

胎因房事而动困绝：竹沥频饮，即愈。

六七月后孕动：危笃难救，或下血，葱白一大握，水三升，煎一升，去渣顿服。

漏胎下血不止：生地汁一升，酒四合，煮三合五沸服，不止再服。

漏胎下血：莲房烧研，面糊丸，梧子大，每服百丸，日二次。

胎漏：炒熟蚕壳，磨末，每服三四钱，加沙糖少许调服。

妊娠无故下血不止：阿胶三两，炙捣末，酒一升半，煎令消顿服。

妊娠下血：孕妇多欲，以致冲任奇经，脉络损伤，则无病状。生鹿角屑、当归各五钱，水煎服。

妊娠下血不止，疼痛：家鸡翎烧灰，细研，温酒服下二钱。

（《国医正言》1936 年 3 月）

治 妇 人 胎 动

陈西侯

用朱砂一钱,和鸡子白三枚搅匀服,胎死即出,未死即安。

(《针灸杂志》1937 年 5 月)

【本章按语】

  本章为民国医家留存之验方,收录见刊文献共计 6 篇。

  中医药发展,向来建立在对经验归纳总结的基础上。验方即是相关经验的最原始阶段,其中有精华,亦有糟粕。学习验方切记不可盲从,必当揣度所述之症与所用之药的联系,以方测证,从而进一步确定其使用的具体辨证细节以及所用时机。

  如齐志学在《妇女病验方辑要》中提到:"又孕妇腹大有水气者,亦名子肿,用白术二钱,茯苓钱半,归身、白芍各一钱,生姜、陈皮各五分,活鲤鱼一个,约重八九两,煮汁一盏半,去鱼,以鱼汤煎药服,甚效。"其中服鲤鱼汤煎煮的中药后水肿减退,考虑该子肿除脾虚湿滞的基础病机以外,尚可能合并营气不足,即西医之低蛋白血症,故提高蛋白质摄入配合健脾化湿后效果显著。此种情况下,健脾化湿与补充蛋白缺一不可,是一个很好的食疗思路。

  又如《妇女病验方辑要》(七)、(八)与《妇科简易汇方》中分别提到四种子悬(胎气上冲、胎上冲心)治法,一为香附炒研,紫苏汤下一二钱;二为好酱油开水调服;三为葡萄煎汤饮之;四为用弓弦系腰上。编者认为香附配伍紫苏当治气滞夹瘀所致子悬;葡萄利水,可治水气上冲之子悬;而酱油调服以及腰系弓弦则没有明确治疗依据。如遇相关症状,尚应详审病机,择方而用,不可莽撞。

  总而言之,类似的验方学习,对读者的综合要求较高。但如果掌握学习方法,去芜存菁,验方亦是难能可贵的学习机会。